叶敦敏 / 著

怀得上，生得下3

试管婴儿孕育指南

U0347057

江西科学技术出版社

2018·江西南昌

图书在版编目(CIP)数据

怀得上，生得下. 3 / 叶敦敏著. —南昌 : 江西科
学技术出版社, 2018.4
ISBN 978-7-5390-6276-1

Ⅰ.①怀… Ⅱ.①叶… Ⅲ.①妊娠期－妇幼保健－基
本知识②分娩－基本知识 Ⅳ.①R715.3②R714.3

中国版本图书馆CIP数据核字（2018）第045836号

国际互联网(Internet)地址：http://www.jxkjcbs.com
选题序号：KX2018037
图书代码：B18020-101

怀得上，生得下 3   叶敦敏　著

出版发行	江西科学技术出版社
社址	南昌市蓼洲街 2 号附 1 号
	邮编：330009　电话：（0791）86623491　86639342（传真）
印刷	北京市雅迪彩色印刷有限公司
经销	各地新华书店
开本	700mm×1000mm　1/16
字数	195 千字
印张	20
版次	2018 年 4 月第 1 版　2018 年 4 月第 1 次印刷
书号	ISBN 978-7-5390-6276-1
定价	49.80 元

赣版权登字-03-2018-39
版权所有　侵权必究
（赣科版图书凡属印装错误，可向承印厂调换）

孕育之路，继续风雨兼程！

　　30多年前，因为一分之差，我与自己心中期盼的大学失之交臂，选择了广州中医药大学临床医学专业，毕业后又阴差阳错地当上了妇科医生。

　　直到2000年，我已当了10年妇科医生。此时，我看到了生殖医学领域的广阔天地，随即果断地选择了不孕不育专业，至今已经在这个专业努力了16年。

　　本来，我可以舒舒服服地一直待在母校，做一个受学生喜爱的讲师，带着自己的研究生，传道、授业、解惑；还可以继续在广州中医药大学附属医院妇科第九诊室出诊，担任一名妇产科主任医师，日子安静而充实。但内心的使命感与梦想让我不得不做出一些改变，于是我离开了我所熟悉和喜爱的伙伴和环境。因为我想深入自己密切接触且深爱的孕育领域，想尽自己最大的力量为这个领域做一些有益的事情。

　　完成《怀得上，生得下》《怀得上，生得下2》两本书后，我深刻地体会到了生殖领域中存在的众多问题，但因为自己能力有限，难以帮到更多的患者，所以一直在等待时机的出现。

2016年春天，我从原来的岗位辞职，进入了既陌生又熟悉的生殖医学领域，当了一名普通的临床医生，从此开始实践"生殖一条龙"服务模式：中医—西医—腔镜技术—辅助生育技术，从帮助生殖障碍患者自然怀孕到辅助生育怀孕，从孕前处理到孕后安胎，从产检到产后康复保健，中西医紧密结合，又联合应用中药、腔镜手术、试管婴儿等各种助孕方法，从专业上给众多患者提供合理的建议和帮助。

不管是吃药、手术、试管婴儿，还是其他助孕方式，生殖障碍患者在"求子"这条路上，都饱含艰辛，而且至今依然没有获得合理的、足够的理解和支持。求医之路漫长，精力和费用的消耗，家人和朋友的另眼对待，生殖障碍的女性在求医路上表现得有多坚强，就意味着她们内心有多脆弱！每个来找我就诊的女性患者都需要理解和支持，所以我也一直努力，我要比其他医学工作者付出更多的耐心与关爱。当然，由于复杂的医疗环境，不可能每个生殖科医生都能关注到这些女性患者的身心需求。

所以，2016年，我开始筹建自己的医生团队——"木棉花医生团队"，一个有使命感的团队，一个有爱有战斗力、真正关爱患者并让患者达到身心同治的医生团队。这个团队将以关注不孕不育人群身心健康、传播孕育科普知识、提高生育质量作为使命。我希望这个团队能给不孕不育患者带去关爱和科学的医技支持，让他们更加乐观、更加自信地打赢孕育与幸福的保卫战。

医学方面，大量临床案例已证实，通过中医、腔镜手术和西药综合治疗可以大大增加自然怀孕的机会。目前，辅助生育技术的进步也给不孕不育患者带来了另一个实现孕育愿望的春天。

行医是我这辈子最骄傲的选择之一，再困难，我都会尽最大努力。《怀得上，生得下》系列图书相继出版，为读者普及了很多医学知识。鉴于目前辅助生育技术的蓬勃发展，很多人迷茫、纠结、担心，我会继续努力，继续为读者传播更多、更新、更有用的医学知识。

每一张化验单，每一根验孕棒，每一个挺着大肚子的孕妈妈，每一个可爱宝宝的降临，每一次握手和拥抱，都成了我此生难忘的记忆。每当我抱起刚出生的宝宝，内心不禁升起一种强烈的爱护之情，这些可爱、健康的小天使，是上天给予的最好的礼物，让我感到无尽的欢乐和幸福。我将会同我的团队一起和广大患者携手，继续在孕育之路上风雨兼程！

气如兰兮长不改，心若兰兮终不移！

叶敦敏

2017 年 7 月

目录
CONTENTS

Chapter 1　90% 的不孕都出在缺乏医学常识上

Chapter 2　试管婴儿是怎么一回事

Chapter 3 试管婴儿助孕：
想说爱你不容易

Chapter 4　最难过的是心里这道坎儿

Chapter 5　准备做试管婴儿，
身体要禁得起折腾

Chapter 6　真正意义上的试管婴儿开始了

Chapter 7　移植：坚持到最后才算胜利

俗话说，女人是水做的。女人易哭、易流泪，眼泪曾经是文人眼里女性最强大的武器。但是，对一位生殖困难的女性来说，眼泪不是武器，也不是一种简单的液体，它有着独特味道，有时是甘甜的，有时是酸涩甚至苦的。

　　我永远不会忘记2013年2月9日，大年二十九！

　　这一天本是阖家欢乐的喜庆时刻，但是，傍晚收到的一条短信让我整个春节都过得很难受。

　　"叶哥，实在抱歉！除夕还打扰你，只是，我的宝宝死在肚子里了！"

　　天啊！我知道她的预产期就在大年初六，我还一直等着她报喜的消息，却等来这令人极度伤心的信息。我知道远在数千里外的她正伤心落泪，但作为她曾经的主治医生，我也无能为力，39周，停胎！她在一周前最后一次产检，各项指标都很正常，宝宝的心跳也非常强劲，很有规律，但却……

　　我当时一下蒙了，不知如何回复她的短信。她的名字叫——芊芊。

Chapter 1

90% 的不孕都出在
缺乏医学常识上

紧急避孕药：想还你个清白不容易

绝对干净的阴道是不存在的

不辨体质的中医疗法是对身体不负责

不孕不是病，调理、治疗要分清

输卵管通畅度检查两大招：通水和造影

能否排卵是一回事，有多少卵可排是另一回事

医学指标：有没有意义比正不正常更重要

妇科检查，多么痛的领悟！

紧急避孕药：想还你个清白不容易

2011 年 10 月 2 日，我的生日，虽是国庆假期，下午照常出诊，本来和几位研究生说好早点儿看完门诊，我请她们吃晚餐，就当庆祝自己的生日。但是节假日反而是患者最多的时候，打开电脑，就已经有 60 位患者在排队等待了。看来晚上只能去医院旁边的小吃一条街吃碗潮汕粿条了。没办法，晚餐计划泡汤了。对医生来说，不按时下班、不按时吃饭已经是常事。

下午五点半左右，第 40 号患者，26 岁的芊芊首次踏进了第九诊室，我和当时还在读研究生的"十三花妹"卜亚丽接诊。中医四诊的首诊就是望诊，我抬头看了一眼芊芊，眼球刹那间受到了强烈的刺激。这是位美丽动人的姑娘，虽然她的眼神中夹杂着一丝忧伤，但漂亮程度已超过我心中某位明星女神了。

因为是首诊，我和亚丽按部就班地接诊。芊芊，结婚已经两年半，婚后前半年不想要孩子，一直避孕。自从两年前开始准备要娃，一贯月经正常的她竟然出现了月经紊乱，要么两三个月不来，要么就来个不停。

"叶哥，很烦啊，原来月经好好的，不知为何，开始想要生孩子后就变得乱七八糟了。"芊芊的声音很好听，相信她歌声会像百灵鸟一样。我并没有直接回答她，而是问她在要宝宝之前采取了哪些避孕措施。芊芊说经常服用紧急避孕药，几乎每月吃一颗。

"这有关系吗？"芊芊迷惑地问。

当然有关系！紧急避孕药的过度宣传，让一些女性避免了怀孕，却也让很多无知的姑娘因此而受到伤害！虽然任何事情都不是绝对的，确实有很多女性吃了紧急避孕药却没什么问题。但数年后临床发现，不少月经不调的姑娘与既往经常使用紧急避孕药有关。这种不良影响并非在停药后立刻出现，可能过数月到半年，也可能过一两年甚至更长的时间后才出现。芊芊用了紧急避孕药半年，现在出现了月经混乱，能说没关系吗？

当然，作为医生，我不可能当场就肯定地给患者下结论，患者的心情、所处环境、当下季节等因素，也都可能影响到月经的正常周期。有位不孕症的患者，原来月经一直都正常，从结婚后的第一个月开始，月经就乱了，并且越来越乱，使用了各种中西药都没用，后来进行了诊刮止血，可是诊刮的内膜病理报告显示她的子宫内膜是正常的。但她的月经就是紊乱，这样当然无法怀孕，后来借助试管婴儿技术，完成了生育的事情，可生完孩子后，她的月经还是紊乱的！

结婚本是件开心的事情，可是却成了她长期月经不调的诱因。中医讲，阴平阳秘，精神乃治。从精神层面理解，一个人不管面对何事，都必须保持心平气静的状况，才不会得病。过悲伤身，这谁都知道，但是过喜也伤身，很多人却难以理解。作为女性，因为有经、带、产、乳这些特殊的生理特征，凡事更需要理智平静对待。所以上面讲到的女性长期月经紊乱可能与心情、情绪有关。当时我无法确认芊芊月经失调的明确病因，除了长期使用紧急避孕药外，我猜很可能与她的心情有关。后来发生的一切，更证明了我的猜测。

"芊芊，把你的检查单拿出来。"

虽然当时我属于中医，但是对患者做的辅助检查还是需要认真对待的，中医一样可以运用现代的检测技术和其他科技。现代社会，医生如果还把中医诊病停留在三根手指头上，这就不是真正的中医，而且最终只能让中医走上不归路。脉诊属于中医重要的诊病方法，可以判断气血、脏腑功能情况，有助于辨证给出方药，但是脉诊也有缺陷。

中医有"有诸内，必形诸外"的理论，也就是说，如果人体内部有病变，可以通过脉诊和望诊得到判断，临床实践也已证实，但是对于生殖领域，却是误诊较多。比如影响生育的棘手疾病之一——子宫内膜异位症，特别是腹膜型子宫内膜异位症（可参考《怀得上，生得下》前两本，后简称《怀得上，生得下1》《怀得上，生得下2》），如果不通过现代的腹腔镜技术辅助检查，是无法判断的。很多传言说某医生可以通过摸脉"摸出"子宫内膜异位症，"摸出"盆腔炎引起的输卵管堵塞等，对此我只能说两个字：瞎扯！

中医讲，男精壮而女经调，有子之道也。要想进行正常的生育，男方精子必须充足强壮，虽然男性每次排精有上亿条精子，但经过女性生殖道的层层考验，最后只有极少的"精英战士"能到达输卵管，也只有这些"精英战士"中的第一名才可能穿透卵子的防御罩，与卵子结合在一起，形成受精卵。"女经调"并非指女性月经必须每月来潮，而是指月经有规律、有排卵。

除此之外，通道是否正常也是重要的一方面。任何涉及生育的问题，男方的精子检查，女方的内分泌检查，以及输卵管的检查是最基本的检查。

绝对干净的阴道是不存在的

现实中，常会出现这样的状况：一开始找某个正规或非正规的中医看，可能他一搭脉就说"你宫寒啊""你气血不通啊""你湿气重啊"等。然后开一堆中药、中成药让你吃啊、泡啊、洗啊、敷啊，从此每天忙个不停，一月又一月，一年又一年，怀孕遥遥无期。等到换西医看了后，又被告知"你啊，浪费时间了，耽误了""早就应该怎样怎样了"。

我从事中医26年，接触并从事现代生殖专业十多年，可以告诉大家的是，宫寒也能怀孕，气血再不通也能怀孕，湿气再重也能怀孕，怀孕这件事与宫寒、气血不通、湿气重常常无太大联系。中医的这些说法不能作为诊断不孕的依据。当然，传统的中医会对我这样的观点表示异议，但是只要接触过一定现代生殖观点和知识的中医，都会赞同我的观点。

而如果先是找西医妇科医院看不孕的话，经历可能就是：医生先给你验个白带，只要发现阴道有些不干净，清洁度3度或者4度，立刻开吃的、塞的药，并被严肃地告知，炎症如果不处理，就怀不上。因此可能得出结论：不孕，原来是阴道炎惹的祸。接下来就老老实实拿着各种塞阴道的栓剂、泡沫剂等，每天洗阴道、塞阴道，可是，一段时间后一检查发现：糟糕！清洁度还是3度甚至4度！怎么办？

其实，成年女性的阴道有些不干净是正常的，很多细菌维持着一种平衡状态，确保人不会得病，但是如果人为地把这种平衡给破坏了，本来没病的，可能从此就开始生病了。

如果我是女性妇科医生，我会告诉患者："我的阴道有很多细菌，清洁度也是 3 度，但没有不适或者阴道不需要手术操作的话，我是不会随便给自己塞药和吃药的。"

很多年前，我曾经接诊一位不孕的年轻姑娘，因为新婚体检发现了阴道清洁度 3 度（按照书本知识确实属于炎症范围，但作为科普图书，不应该只告诉读者各种教条化的东西，应该把理论和临床实际结合在一起编，比如在说明清洁度 3 度属于炎症范围时，是否也应该注明，如果没有任何不适，就不属于炎症呢？），竟然长期用各种消炎药，塞啊、吃啊，足足用了 9 个月，结局是：阴道清洁度不再是 3 度，而是 4 度，并且念珠菌反复发作，虽然后来经过连续半年的抗真菌治疗，治好了，可是这对新婚夫妻由于这件事在新婚后 15 个月不能同房，等到一年后又发现女方不孕。后她到第九诊室找到我，我经过检查，诊断她是输卵管积水。

女方术后虽然进行了中医治疗并最终选择了试管婴儿

之路，但是两次移植失败后，男方家以男方是独生子为由提出离婚。天意弄人，注定让这姑娘经历这样的人生阶段，但是她的悲惨经历与之前的"合乎规范"的治疗难道没有半毛钱关系？应该人性地、灵活地应用医学规范，死板地使用规范，规范也就变成坑人而不是帮人的工具了！作为这位女性的主刀医生，无法让她获得生育能力，至今令我深感难受与不安。因为她，我开始重新思考妇科的各种规范究竟能给临床带来什么，也因为她，我开始了医学上的"不入流"思维和实践。虽然我跟她已经多年没有联系，也不知道她过得如何，但是我衷心祝愿她能过得好！

如果比较幸运，阴道检查清洁度2度，可是麻烦很可能还会来，比如医生检查后说："你宫颈糜烂了，不处理你怀不上的！"心想：天啊，宫颈烂了，那还了得。从此内心深处印下了四个字——宫颈烂了，并因此坐立不安，精神恍惚，甚至影响夫妻正常的日常生活，在医生所谓的合理治疗建议下，有多少钱就掏出多少钱。结果，当找到正规的、有良心的医生一查，发现所有迷惑都是浮云，根本就不需要管"宫颈烂了"的问题！（有关子宫宫颈问题可参考《怀得上，生得下1》《怀得上，生得下2》）

好不容易挨过阴道、宫颈这两关，医生接着建议做个支原体、衣原体检查吧。很幸运，阴道清洁度 2 度不是 3 度，宫颈也很光滑，衣原体阴性，但支原体阳性！打击又来了，医生又说，支原体不转阴性的话，会不孕，即使怀孕了也会流产，就算不流产，孩子生下来也会发育不好，智力不好，等等。心里一下子没了着落，从此踏进了"吃消炎药"的大军之中。（有关支原体、衣原体也可以参考《怀得上，生得下 1》《怀得上，生得下 2》）

我再强调一次，如果我是女性妇科医生，即使我也不孕，我也不会因为支原体阳性而给自己开消炎药吃！

既然找中医担心，找西医也担心，那么直接找生殖科医生吧，可是当找到生殖科医生时，如果找的是思维比较宽广、比较人性化的生殖科医生还好，他会判断你适合自然怀孕还是需要辅助生育，如果是一般的生殖医生，他们可能默认你是奔着辅助生育技术来的，也就因此引导你往辅助生育道路上走，而不再提你能否自然怀孕的事情。

不辨体质的中医疗法是对身体不负责

脑中思绪万千，芊芊的诊疗还在继续。当我让芊芊拿出各项检查报告时，她的回答让我惊讶："叶哥，我没做过检查。"她一脸茫然。

我觉得奇怪：不对啊，月经紊乱加不孕，医生没理由不做检查啊。

"那把你看过病的病历拿出来吧。"有时，既往的病历资料也可以帮助医生找到一些疾病的蛛丝马迹。

"没有病历，每次都是医生看完，我拿完药就走。"芊芊说。

这下我终于知道了，芊芊肯定是找民间"神医"或者所谓的"退休老医生"看的病，基本上，正规医院都会有门诊病历。

西医诊治虽也有弊端，但因为基本都是采用模式化诊断治疗，所以相对而言较少有坑人的机会。但中医不一样，随时随地可以坑人，并且被坑的人有时是有苦难言。正因为如此，本应光明正大地发挥特色和优势的中医，如今屡遭诟病。这些年，中医西医之争很激烈，甚至激烈到有打架的趋势，但我基本不参与。中西医技术没什么好争论的，用之得当就医人、救人，用之不当就会伤人，甚至杀人。至今，依然有中医在宣传一些所谓的生男生女秘籍，竟然还有那么多人相信，甚至置自己的健康、生命于不顾，乐呵呵地把钱财主动给了这些坑人的"医生"，真是让人无语！

只要不孕就必宫寒，宫寒就必温宫，温宫就必用名贵的中药材。这是那些坑人的中医的套路。

　　两年前，一位叫蔓安的姑娘找我诊治，她说她痛经 10 年，不孕 2 年，曾经找某地据说是很有名的退休中医教授开药治疗。挂号费 500 元，一张水煎服的处方，27 味药，每剂药 1300 多元，每月吃 15 剂！蔓安吃了 1 年，出现了严重的失眠和神经衰弱，经过检查，她的转氨酶水平高出正常值 3 倍，B 超显示，子宫均匀增大如孕 10 周，肌层回声混乱不均，加上她长期痛经，可以明确诊断为子宫腺肌病——生育上最让人头痛的疾病之一。

　　因为蔓安年轻，才 26 岁，我让她做了输卵管造影（用来检测女性输卵管通畅与否的一种方法），发现她左侧输卵管近端堵塞，右侧远端积水，这样的结果，吃再多的中药能怀孕吗？

　　我问蔓安："之前没和医生说要怀孕的吗？"

　　"有啊，叶哥，第一次看就跟医生说明不孕了，但医生说我宫寒，吃中药调理好就可以怀孕了。"蔓安一脸无辜相。

　　因为对方是名医，挂号费 500 元我觉得没什么，但是一

个正规的医生草率地把宫寒作为一位严重痛经和不孕的年轻
女性的诊断治疗依据，实属不该，也不妥。这位名医可能是
一名对现代生殖技术和观念完全不懂的中医，但是中医里的
经典理论"男精壮，女经调，有子之道"总该知道吧？蔓安
除了痛经、不孕，其他月经情况都是正常的，至少也应该让
蔓安的丈夫做个精子检查吧。两周后蔓安丈夫的精子报告显
示：总活力 15%，A 级精子[1] 4%，畸形精子 99%，不液化。

如果蔓安一开始就接受正规的不孕不育检查，就不用白
吃一年的名贵中药了，也就不会出现严重的不良反应了。

中药基本都是植物类的，不太容易导致肝功能的损害，但是长期使用
有毒性的中药或者大量的虫类药物，确实需要警惕不良反应。如附子、水
蛭这两味药，有些医生会开在药方中，让患者长期服用。虽然附子经过炮
制后再久煮，可以减毒，但是长期使用依然存在一定的毒性。附子作为温
阳药一直用于中医临床，对于那些关节炎或者某些阳虚的内科疾病，我也
会使用。但是对于有生育考虑的年轻女性，我从不使用。因为经过长期的
观察总结发现，长时间使用附子来温阳暖宫的女性，身体存在一定的"生

---

[1] 指精液参数中快速直线向前运动的精子。

殖毒性"，这种毒性表现为肝肾功能的损害、神经系统调节的混乱等。

有一位接受试管婴儿助孕的女性，因为长期使用附子等温阳暖宫类中药，导致卵子质量严重受损。取卵 6 次，每次取 5 ～ 8 个，但从没有配成可以移植的胚胎。后来让她停止了服药，重新给她开了普通的理气活血、滋养肝肾的中药，半年后再次取卵 7 个，配成优质胚胎 5 枚，最后一次移植成功。

另外，只要输卵管堵塞，中医一定会开穿山甲（这是国家级保护动物），输卵管堵塞能用中药疏通吗？简直是瞎扯。

如果输卵管堵塞能用中药疏通，那么输卵管堵塞的诊断就是错的。很多人把输卵管通液当成确认方法，但是通液判断输卵管是否堵塞的准确率不超过 30%。如果经过造影（准确率达 90%）或者腹腔镜检查判断是输卵管堵塞，通过中药疏通了，那这医生真的神了；但是如果只是采用普通通液判断输卵管堵塞，经过中药治疗最后通了、怀孕了，只能说这个医生对于输卵管堵塞的诊断属于误诊，实际上输卵管根本就没有堵塞。现实中，民间甚至流行各种各样类似的"通管方"，经常被很神秘地制成不明配方的药粉、药丸，这些药通常都是很贵的，很多时候也是唬人的。

好好的中医技术被拿来坑人的还有下列情况：在不提供配方的药粉里掺入西药，这更黑心！比如在中药粉里加入雌激素或促排卵的药等，更可恨的是，有人还加入抗生素……如果接受这样胡乱的搭配治疗，最终受伤的还是患者。

以上只是一些"医生"用于坑人敛财的手段的冰山一角。很多人出现了生育困难，不去正规医院寻求正规医生的帮助，而是首先去找民间的"医生"秘籍。可能个别人实现了愿望，让这些"医生"有了市场，但是理智的人和自爱的人是不会这样做的。有时，人的身心伤害其实是自己搞出来的。可悲，可怜，可叹！

不孕不是病，调理、治疗要分清

经常有人带着这样的想法找我们医生：医生，我很久怀不上，找您开中药调理；或者，医生，我月经有点儿减少，找您开中药调理……我认为，调理应该理解为非药物治疗，一旦用上药物，就已经不属于调理了，属于治疗范围了。有病才需要治疗，好好的一个人没病，为什么要吃药治疗呢？吃那些中药的钱还不如用于其他的健康娱乐呢。别让调理"亚健康"的概念弄晕！目前多少人把"亚健康"三个字当作忽悠人、坑人、损人谋利的"豪华"理由。

阿妍，一位28岁的姑娘，因为月经混乱和不孕症前来诊治。本来她什么事都没有，每月"大姨妈"非常准时，结婚才一个月就听人言，现在人都是亚健康，如果要生娃，就要找中医调理。就这样调理了一年，她不仅没怀孕，"大姨妈"也变得像广州天河的马路——乱、堵、多！开始看中医时，医生说她肾虚，她就大量吃补肾的药；过了一段时间，医生说她血瘀，她又大量吃活血化瘀的药；化瘀一段时间后，医生又说她宫寒，她又开始吃温热补阳的药……其中的两个药方如下：

方一：鹿茸、菟丝子、巴戟天、熟地、当归、仙灵脾、北芪、天山雪莲、益母草、陈皮、杜仲、续断、覆盆子、枸杞、甘草。

方二：鹿茸、熟附子、肉桂、菟丝子、田七、当归、天山雪莲、肉苁蓉、杜仲、茯苓、益母草、吴茱萸、枸杞、甘草。

开方的医生并非民间游医，而是正规医院的医生，而这样的药方，一般是病情很严重的患者才会服用的，但当时的阿妍完全是正常人！中医的治病原则是"未病先防，已病防变""因人、因时、因地制宜"，而这样一个非常科学的理念，却被现代的一些所谓的"名医"变成了"未病先治，已病无治""因派、因利、因名制宜"——中医的悲哀不外如此！

当我了解了阿妍的经历后，给了她两个建议：要怀孕，首先让男方去查一下精液情况；其次，让她暂停吃药3个月，包括中药和西药，3个月后如果月经继续紊乱，再做治疗。她对此不太理解，当时我看得出她有些迷惑，估计在腹诽这叶医生竟然不给她开药。根据阿妍当时的情况，她走到哪个医院，医生都会开药治疗的，这很合理，因为阿妍已经是患者了，但她的病是被"调理"出来的，本来没什么事。过多的温阳补肾药让阿妍的脏腑气血功能受到严重的影响，所以我才建议她暂时不治疗，先做一些与生育有关的检查，看看能否通过自身的调节让已经混乱的环境得到恢复。实在无法恢复，再考虑治疗方案。

经过我的解释，阿妍接受了我的建议，暂时不再开药，回家后合理地调整了生活、工作，并积极做运动。根据阿妍的身体和内分泌情况，我建议她采用"动静结合，以动为主"的方式，每周1～2次瑜伽或别的形体舞之类的运动，每周3～4次户外慢跑，从3000米开始增加到10000米左右，慢跑属于有氧运动，对于内分泌的调节有很好的辅助作用。当然，游泳也属于有氧运动，值得推荐。

3个月后，阿妍按时复诊，月经周期基本恢复正常，但经期还是在7～9天。我判断是长期服用温阳中药引起的黄体功能不好，于是给她改用了滋养肝肾、行气活血的中药，并在她排卵后加上孕酮。这样治疗了4个月，阿妍的月经完全恢复正常。6个月后她自然怀孕，并按时顺产。

在医学上，不孕其实并不是一个疾病，是很多问题共同导致的一个结果，而引发不孕的问题虽属于疾病范围，但如果不是为了怀孕，这些疾病通常是不需要处理的。比如月经过少，很多人认为与卵巢功能有关系，也不完全正确。月经过少的原因有两种：

第一种是卵巢功能下降，并且进行性下降直到卵巢早衰。这种情况下，不管生不生孩子，都需要治疗。如何判断这种情况呢？可以在月经期第2～4天抽血做性激素检查：如果性激素数值和比例都正常，又不需要生孩子，这种情况下，月经少是好事，可以省点儿卫生巾；而如果性激素数值与比例有问题，那就需要做下一步的检查了。

第二种是子宫内膜问题引起的月经少。如流产、各种宫内手术导致内膜被刮伤，或引起宫内粘连等，月经会减少甚至闭经。这种情况是否需要治疗，取决于是否还需要生育，如果不考虑生育了，只要排除卵巢功能下降，根本不需要任何治疗，自由自在、潇洒地过每一天，还可以节省卫生巾。但是，如果还想生育，那就麻烦了，即使卵巢功能非常好，依然难以怀孕，而且治疗上也没什么好办法，甚至会影响到胚胎移植。所以，对于一个还要生育的女人来说，保护好子宫内膜就好像保护你的生命一样重要！

对于诸如月经减少这样的情况，该调理时就调理，该治疗时就治疗。

输卵管通畅度检查两大招：通水和造影

坐在我面前的芊芊，虽然不孕已经2年，但是对医学的干预一概不知，之前非正规"医生"的中药治疗不算医学干预，那是忽悠。

"十三花妹"亚丽同学按照规范把门诊病历书写完毕，看着她秀美整洁的字迹和富有条理的书写顺序，我很高兴。再高超的技术、再深奥的理论，都来自平时一个个坚实脚印的积累，亚丽做到了这一点。多年后，她与我一起就职于一家充满活力和激情的、新生的生殖中心，用她所学的知识和技术帮助需要帮助的姐妹们，现在，她已经是一位妈妈了。

言归正传，我看到病历上写着：孕0、流产0、产0，也就是说芊芊从来没怀孕过，所以，她属于原发性不孕。我建议芊芊做一次输卵管检查，但是芊芊有疑惑："叶哥，不是说没怀过的人不会有输卵管问题吗？"

我理解芊芊，有这种疑惑的人并非少数，很多患者都觉得没怀过就不会有输卵管堵塞，甚至连一些医生心里也觉得女性没怀过就不需要检查输卵管。有这样的认识很可怕，而更可怕的是作为专业的医生，竟然也这样告诉患者。

输卵管伞部开口于腹腔，与卵巢是一对关系良好的邻居，与肠管也是邻居，腹腔的一些病变会影响输卵管功能，如引起输卵管周围炎症或者伞部积水等。输卵管近端间质部与子宫角相连，所以，外阴阴道口—阴道—宫颈—子宫—输卵管—盆腔是一条畅通无阻的生殖起源运输通道。从理论上讲，只要女性有了第一次性生活，感染的机会就出现了，细菌沿着阴道突破宫颈防线后进入宫腔，引起宫腔的感染，再越过子宫闯到输卵管，引起输卵管各部位的炎症病变，比如与子宫连接处的间质部堵塞、壶腹部堵塞、远端堵塞（也就是输卵管积水），并延伸到盆腔引起盆腔的弥漫性急慢性感染，导致盆腔粘连。

当然，特殊生理结构给女性带来了极为重要的天然免疫机制，从阴道口到子宫再到输卵管，有一层层的自我保护组织。只要保证生理期的卫生，避免经期同房，注意平时的性生活卫生，发生感染的概率还是很低的，所以各位女性朋友也不需要担心。

芊芊虽然没有明显的感染病史，但是因为已经两年多不孕，加上有明显的排卵障碍，需要全面评估各种情况后，才能给出一个相对明确的治疗方法。

芊芊倒是很快理解并接受了我的建议，同意做造影检查，但是她还有顾虑，"叶哥，因为有 X 线照射，是不是造影后需要避孕半年才能备孕呢？能不能做个通水？"

对于造影，至今还是有很多人有困惑，主要是两个方面：一是担心造影后会出现感染；二是造影后要避孕 3 个月到半年。正规医院的造影检查是有严格的流程的：选择月经干净 3 ～ 6 天，夫妻不能同房，术前需要做白带检查。如果阴道清洁度 3 度及以下，没有不适，可以做；身体有症状或者阴道清洁度 4 度，建议暂停。另外，造影操作是需要进行严格消毒的，我从事医学工作这么多年，还没发现过一例造影后引起感染的。有些医疗机构造影前会查支原体，如果只是支原体阳性而患者没有不舒服，完全可以造影。当然，医学上的任何措施都不能确保 100% 绝对安全，但是只要严格按流程操作，感染的概率真的很小。

对于 X 线问题，如果是排卵前接触的，当月可以备孕，但因为很多人心中有顾虑，所以建议当月不备孕，来一次月经后完全可以放心备孕；对于平时有体检习惯的女性，如果考虑怀孕，X 线检查建议安排在排卵前，X 线造影检查后，来过一次正式的月经就可以备孕，而不需要避孕 3 个月甚至半年——这是非常落后的观点。对于造影剂的选择，目前绝大多数采用水剂造影剂，优点是可以快速了解子宫形态和输卵管的通畅情况，不足之处就是，如果患者紧张，会出现平滑肌痉挛，本身是通的而结果显示不通。当然，只要让患者尽量放松，避免恐惧，就不会出现差错。

也有个别医院仍然采用油剂造影剂，但因为属于油剂，难以准确判断输卵管的畅通情况，并且油剂造影在肚子里不能被吸收，而是长期存在，所以，还是建议选择水剂造影剂。至于通水，其判断准确率不超过 30%，基本已经被淘汰了，当然不排除一些医疗条件落后的地区，依然在使用。

能否排卵是一回事，有多少卵可排是另一回事

跟芊芊解释完造影问题后，我问亚丽是否需要做别的检查。"老师，性激素和男方精子也需要检查吧？"于是，我让她把化验单开了：一张性激素六项检查单，一张 B 超单。

虽然，凭着中医的经验我可以直接给芊芊做治疗，但是生育问题并非吃吃中药就能解决，芊芊月经紊乱，意味着她的排卵功能出了问题。在生育上，卵巢的储备功能是最重要的，女性一生的卵巢储备基本是固定的，用完就没有了，只要储备足够，即使自己不能排卵，通过医学促排卵方法，还是有自然怀孕或者试管婴儿成功机会的；而如果没有了卵子，女性的生育功能也就丧失了。所以，卵巢储备的检查与排卵的检查一样重要。很多非生殖专业的医生经常只顾及患者有没有排卵，忽略了还有多少卵可排的问题，从而让一些本来怀孕希望很大的女性失去了最佳的生育时机。

性激素检查一般分两个阶段。看内分泌调节的基础状态，可以选择在月经期的第 2～3 天抽血，查性激素六项：FSH（促卵泡生成素）、LH（促黄体生成素）、E_2（雌二醇）、PRL（催乳素）、T（雄激素）、P（孕酮）。

正常情况下，PRL 和 T 受月经周期影响很小，在整个月经周期基本上是稳定的，而其他四项都会随着月经周期的变化而变化。在月经期 2～3

天，整个生殖内分泌系统处于基础状态，FSH、LH、E_2、P 都处于一个低值水平，FSH 与 LH 的比值接近 1 ∶ 1，并且 LH 与 FSH 稍微高一丁点儿。如果发现 FSH 明显增高，说明卵巢储备可能不足，越高就说明储备越低；如果 LH 明显增高，说明卵泡发育缓慢甚至不发育；如果 E_2 过高，则意味着卵巢功能低下；如果 P 过高，说明黄体萎缩，同样会影响怀孕；至于 T 过高和 PRL 过高，都可能会影响卵泡的发育，甚至抑制排卵。

实际上，有一些女性月经很有规律，但性激素检查出来可能不正常；而一些月经不规律的女性，有时查出来的性激素水平反倒正常。所以数据检查还是要结合女性的月经情况来判断。

通过临床实践，对于卵巢储备的检查，目前主要采用以下这三种：

第一种，性激素六项的判断，但存在较大的误判概率。

第二种，卵巢窦状卵泡数（AFC）的计数。

女性在月经期的第 2 ～ 4 天都可以做阴道 B 超，统计两侧卵巢的窦状卵泡数。这项检查结果基本准确，但是存在两个问题，一是经期做阴超（阴道 B 超的简称），患者有顾虑，担心感染——其实只要做好消毒和防备措施，在经期做阴超并不增加感染概率；

二是不同经验的医生，判断同一个患者的 AFC，结果会不一样，也就是说存在着一定的误差。但不管如何，检测 AFC 是最直接的、参考价值最高的卵巢储备的监测方法。

第三种，抽血查 AMH。

AMH，全称抗苗勒氏管激素，由卵巢中的原始卵泡分泌，可以用来评估卵巢储备功能。AMH 不像血清 FSH 那样随月经周期而发生变化，随时可以检测。卵巢储备下降的一系列指标中，AMH 的改变是最早的。对于有正常排卵性月经的女性而言，AMH 比 FSH、AFC 更能准确地反映卵巢生殖功能，并预测即将到来的绝经过渡期。

女性一生中的 AMH 水平可以分为几个不同的阶段。刚刚出生的女婴在新生儿后期会出现短暂的 AMH 升高，说明女孩会经历新生儿时期的"微小青春期"；之后 AMH 持续升高，直至 9 岁，青春期（9～15 岁）有轻微的下降。所以 AMH 不适于评估青春期的内分泌状态，这时依然是用性激素六项作为评估指标。紧接着第二次上升直至 25 岁左右达到峰值；30 岁左右处于一个稳定期，此后 AMH 逐渐下降，35 岁以后下降较明显，直至 50～51 岁，无法检测到 AMH 值，说明已经绝经。所以 AMH 说明了女性的卵巢储备从生命力旺盛到衰竭的整个过程，并且相对稳定，可以作为重要的卵巢生育力的判断指标。

但是，目前 AMH 的检测没有统一的试剂盒，不同检测机构得出的结果不尽相同，给临床判断带来了误差。所以，准确判断卵巢的储备情况，提倡 AMH、B 超、AFC 相结合来判断，而性激素只能作为初步的判断指标。

卵巢储备的判断，对有生育愿望的女性是非常重要的，可以提示其生育年龄状态，避免糊里糊涂地浪费最佳的或者还有很大希望的生育机会。

可是现实中不少有强烈生育愿望但卵巢储备已经严重不足的女性，却抱着一丝侥幸心理，认为自己还年轻，月经那么正常，不用着急，等哪天发现生育能力大势已去，则后悔莫及！卵巢储备能力下降和严重不足，并不影响月经的正常来潮，即使在绝经前的数月，月经依然可以很规律，很多人因此被表面现象迷惑了，有些人甚至对医生的积极建议存有看法和不满，觉得医生在吓唬她，实在不该。

芊芊来看诊时，月经已经干净半个月了，此时造影和 B 超检查窦状卵泡都不合适，只能等待下次月经来潮后再检查，但是她月经已经紊乱，不知下次何时才来，我决定给她开中药来治疗。经过我的解释，她也同意下次做检查。我看了她的舌头，舌尖绛红，舌体边暗红、有瘀点，舌苔薄黄，加上她经常心烦失眠、脸上长痘、大便干，我判断她属于长期肝气郁结，日久伤阴，导致肝阴不足。所以，我给她开的药以滋养肝肾、疏肝理气为主，采用中医最常用的方剂二至丸和逍遥散加减。最后交代她来月经时回医院找我复诊。

11 月 21 日，芊芊前来复诊。当天是月经的第三天，我先让她做了 B 超，结果显示 AFC 左侧 6 ～ 8 个，右侧卵巢多于 10 个，提示右侧卵巢多囊样改变。芊芊看到这结果，显得非常着急。

"叶哥，我是不是多囊卵巢？ B 超已经说了，我月经不规律，我是不是不能生了？"要不是我打断她，估计她还会继续说下去。

"芊芊，别担心，B 超结果提示你有很强的生育力，种子很多，不用担心生育问题。"事实上，B 超提示卵巢多囊样改变，只是对卵巢形态和储备的判断，不等于得了多囊卵巢综合征（PCOS）。但实际上，不单患者自己，连一些医生看到 B 超的多囊改变报告，都会判断患者得了多囊卵巢综合征，进而让患者接受多囊卵巢综合征的治疗。

PCOS 是一种严重的排卵障碍病症，可以理解为卵巢有很多很多的种子，但是无法通过自身的内分泌调节自动发育成熟，因为没有排卵，所以月经变得不规律，有时是出血淋漓不尽，有时一两个月甚至数月都不来月经。本病的特点就是患者不排卵（但 B 超提示卵子很多），雄激素过高，合并有糖脂代谢的障碍。其他表现还有：患者肥胖或消瘦、有暗疮、多毛等，因人而异。

对自然怀孕的患者来说，本病确实影响很大，但是在试管婴儿的辅助生育中，反倒影响不大。这好比一个人在银行存款数千万，可是身份证不见了，密码忘记了，暂时不能动用。但里面的钱还在，等办好新的身份证，拿到新的密码，就随时可以使用这几千万存款了，而试管婴儿技术就是新身份证和新密码。根据芊芊的具体情况，我判断她不属于 PCOS，她的月经不调都是由精神、心理因素和长期服用温阳中药引起的。

"芊芊，真的没事，是好事，这说明你种子多啊，不用担心。"看到芊芊还有顾虑，我再次强调。

我继续给她开了滋养肝肾的方药，这时她刚好是经期，所以我又加了一些理气活血的中药，交代她干净后不要跟丈夫同房，来医院做造影。

芊芊问能否在她家当地医院做造影，我说只要是正规的医院都可以。

医学指标：有没有意义比正不正常更重要

一周后的下午，芊芊前来复诊，我让芊芊拿出造影片给我看，芊芊说还没有检查。原来，芊芊本来前一天准备在当地医院做造影检查，但是医生给她查了白带，结果显示清洁度2度，支原体阳性。医生说不能做造影，要等支原体阴性后才可以做。

支原体的问题已经不需要再做解释了，有明显的不适症状，排除了其他感染，仅有支原体阳性时，治疗一下也没什么问题。但是芊芊的白带清洁度是2度，说明芊芊的阴道是很干净的，甚至比嘴巴还干净，为什么不能造影呢？当然，医生也是按书行医，只要检查到某个指标不正常，就按书治疗，却不看这种指标是否有意义。这不禁让我想起另一个患者。

阿莲，35岁，不孕4年，某天来找我看诊。她的性激素、男方精液都查了，就差造影没有做。原来，2年前就有医生建议她做造影，看看输卵管堵不堵，但是做造影前检查时，查出支原体阳性，接下来2年，阿莲就在这上面折腾开了。

当时，医生告诉她支原体阳性不能造影，需要治疗好后才可以。阿莲吃抗生素的日子就开始了。

　　首先，她没有做敏感试验，就按照普通常用的阿奇霉素治疗，治疗两周后发现没有转阴性。接着就使用一些沙星之类的药物，又吃了两周，还是没有转阴性。这时医生就做了感染药物敏感试验，发现阿莲对之前吃的两种消炎药都是不敏感的，全耐药。医生又选用了两种显示敏感的消炎药给阿莲，吃了两周后复查，还真转阴性了。可阿莲还没来得及开心，更受罪的麻烦事来了：反复念珠菌感染！

　　阿莲在使用完第二次消炎药后就发现了念珠菌性阴道病，经过治疗后好了，可是在第三次吃了敏感消炎药后，阴道炎又发作了。接下来的一年，她就在治疗反复念珠菌阴道炎中度过，终于有3个月不复发了，同样还没来得及开心，又查出了支原体阳性！阿莲崩溃了，问医生怎么办。医生说，只能继续治疗，于是又开始了支原体治疗。这回，医生考虑到反复念珠菌感染问题，就让阿莲吃着治疗支原体的消炎药，又在阴道里塞着治疗念珠菌的栓剂，这样又折腾了3个月，终于念珠菌和支原体都阴性了，阿莲开心到谢天谢地！终于可以做造影了，没想到新的折腾又开始了。

　　这回阿莲找了另一位当地比较有名气的不孕不育专科医生。医生觉得造影可以做，但是应该先做一项抗精子抗体的检查，阿莲虽不知道是什么，但也老老实实抽血了，结果显示抗精子抗体阳性！

抗精子抗体检查曾经风靡一时，当时大家都觉得终于发现了治疗不孕不育的新大陆，各种中西医观点、各种中西医治疗的观点因此而诞生。可是经过长期实践发现，女性抗精子抗体阳性其实与不孕不育没有任何关系，近年来更是不提了。可是至今，在一些地方仍然有一些医院里的医生坚守着这块已经被废弃的阵地不放，真是可笑。

阿莲因为换了医生，又惹出一堆麻烦。抗精子抗体阳性的既往常规治疗就是吃免疫抑制剂，最常用的就是泼尼松制剂，这个可不能随便吃，用之不当，后患无穷。

医生开了一个月的免疫抑制剂给阿莲吃，并且交代她必须戴避孕套同房。阿莲回家和她丈夫一讲，她丈夫哑然失笑，说都几年不孕了，还戴避孕套。但是医生的建议不能不听啊。吃了3个月免疫抑制剂后，阿莲的身体慢慢开始出现了变化，这些变化恰恰就是药物最常见的不良反应：满月脸、水牛背。

肥了！一天，阿莲照着镜子，看着镜子里面的自己，大吃一惊，以为中邪了。刚好当天回医院复诊，医生告诉她，这是药物的不良反应，没关系的。

什么叫没关系！外貌都变了！后来，阿莲不知通过什么途径，知道了我的博客，就在博客上咨询我，后来加了我的微信。当时我就回复她，让她减少吃药，吃1个月后再停药。这些特别的药物，不能随意停，除非有严重的过敏反应，不然只能慢慢减量，逐渐停药，不然可能会发生严重的不良后果。

我同时也告诉她，不需要管抗精子抗体的指标，这个不是导致不孕的原因。阿莲最终在我这里做了造影，显示是双侧输卵管近端堵塞，当时我给她选择，要么手术，要么试管婴儿助孕，后来她决定做试管婴儿，幸运的是，她一次就成功了。

一个旧的医学观念，让本来可能没事的阿莲变成了一个真正的患者。当然，医学在发展，今天的观念、做法，在以后也可能是不合适的。但是已经被证明不合适的东西，为何还一直在使用呢？

在排除各种原因（包括腹腔镜检查）后，明确不孕不育原因确实是免疫问题导致，阿莲吃免疫抑制剂就是明智的了。

如果女性朋友不幸出现了怀孕困难，希望可以避免像阿莲这样的遭遇。如果哪个医生还追着支原体不放，或者追着抗精子抗体不放，我的建议就是：果断远离他。

妇科检查，多么痛的领悟！

回忆完阿莲的故事，我告诉芊芊，造影只需要查个普通白带化验项目即可，不需要查支原体。

我让亚丽给她取白带检查，亚丽本来操作已经非常温柔了，却很难把阴道窥器（民间称为"鸭舌"）放进去，芊芊貌似还是有点儿紧张，一放就说痛。

很多女性对于做妇科检查是有阴影的，原因就是一个字：痛。导致妇检痛的原因通常有三种：第一，女性外阴或阴道有急性炎症或黏膜伤口，医生用手指头伸进去检查或者放进阴道窥器时会有痛感；第二，被检查的女性过于紧张，导致阴道肌肉收缩痉挛，出现检查痛；第三，医生手法粗鲁，不顾及患者感受，把阴道窥器硬生生地插进去，任谁都会感到痛的。

"老师，还是你来吧。"亚丽在屏风后的检查室叫我。我想都没想就问："是不是你动作太重了？你都是老手了。"

亚丽有点儿委屈地说："老师，我很轻的，可她就是说痛。"

我进到检查室，首先看芊芊的面部表情，紧张，咬紧牙关；再看她的双手，死命抓住检查床两边，肯定是高度紧张状态。这如何能检查？

我盯着亚丽，用手指着芊芊："你看看，芊芊这么紧张，能不痛吗？"

亚丽委屈地说："老师，我已经叫她别紧张了。"

我并非责怪亚丽，只是想让她知道，遇到患者这种紧张状况时，不要强行做检查，这样肯定难受，等她感到放松了再查也不迟。作为医生，要注意这些细节问题。

讲实在的，换成是我，躺在妇科检查床上，脱掉裤子，张开双腿，我一样紧张，这是人的本能反应。我曾亲眼看到过一些动作豪爽的医生，"噼噼啪啪"两下就把检查做了，不顾及患者的感受。有些女性一次妇检就有了痛苦的心理阴影。基本上，妇科男医生的动作和语气会相对温和些，也许是对异性的一种怜香惜玉的本性吧。反正，我工作这么长时间，没有一位女性患者因为检查而造成感觉痛苦的，以至于原来对男医生有顾虑的患者后来都喜欢找妇科男医生检查。

我想办法让芊芊充分地放松，待她放松后，我把双手轻放在她肚皮上，让亚丽缓慢地、轻轻地把阴道窥器放进去，这个过程中芊芊一点儿痛的感觉都没有，顺利取完白带进行化验。结果显示化验正常，又给她开了碘水造影预约单。

其实，每个医院的造影检查流程是有区别的，有些是放射科介入室的医生做检查，有些是妇科医生做检查。当然也有特殊的情况，比如在子宫插管后推注药物时，医生有时会让患者躺着自己推，看起来不够人性化，为什么会这样？一般造影推药有两种方式：第一种是采用电脑技术，由电脑发出指控自动推药；第二种是由妇科或介入科医生穿着重几十千克的防辐射铅衣在 X 光机下推药。大家知道，患者暴露在安全范围的 X 线下一次是不会造成伤害的，但医生不一样，有时半天就有 20 位患者来做造影，如果连续在 X 线下暴露 20 次，即使穿着铅衣，一样会对身体造成损伤。所以在没有条件采用电脑技术推注药物的情况下，只能由患者自己推注，这也是医生的无奈之举吧，也请患者多给予医生一些理解。

不过，现在越来越多的医院采用三维 B 超造影，医生、患者均不需要接触 X 线，判断效果与 X 线碘水造影一样，但是价格要高一些。

到了下午 6 点，还没见到芊芊检查完回诊室，我想她造影后或许直接回家休息了。一般情况下，造影后大多数患者会有 3 ～ 7 天的少量阴道出血或者有轻微的下腹隐痛，属于正常表现，医生一般会开几天的消炎药来预防感染。但如果出血时间超过 7 天或者出血量明显增多、下腹明显疼痛，那么就需要及时复诊，查找原因并及时治疗。

我继续夜诊，外面还有五十多人等着。大约到了 8 点 30 分，芊芊突然走进诊室，只见她一手提着造影片袋，满脸泪痕，眼睛浮肿，面无血色。

我赶紧让她坐下，问她怎么回事。

她抖着手拿出造影片，哭着说："叶哥，我完蛋了。"

完蛋了？难道造影结果很严重？我急忙打开袋子，看到造影报告写着：子宫充盈良好，左侧输卵管远端积液，右侧输卵管近端堵塞。看完，我舒了一口气。这种情况其实很普通，处理也不复杂。

我告诉芊芊："芊芊，不要着急，完全可以处理的，没太大问题。"

其实，不孕症的几大因素中，输卵管因素是最好判断和处理的。芊芊的排卵功能有点儿问题，但卵巢储备功能很好，不需要担心。她丈夫的精子检查也正常，所以导致不孕的原因应该就是输卵管的问题。

根据芊芊的情况，我给她提供了两种选择：第一，做试管婴儿；第二，宫腹腔镜手术治疗疏通输卵管。

我问她："芊芊，你听说过试管婴儿吗？"

"好像听说过，但不太清楚。"芊芊茫然地回答。

其实我也是 2009 年才开始接触这个听起来很神秘、很高大上的技术的，我原来工作的医院没有开展试管婴儿技术。但作为生殖专业的医生，除了继续总结、学习中医知识和继续提升腔镜手术技术水平，对其他涉及生育的技术也应该有所了解，只有知己知彼，才能在技术和知识方面走在行业前面，更好地为广大不孕不育患者服务。我看书、请教生殖中心同行、分析各种试管婴儿的成败案例，后来把中医学理论同治疗与辅助生育技术进行了有机的配合，以减少辅助生育过程中的不良反应，提升了试管婴儿技术的最终成功率。

我简单和芊芊说了一下试管婴儿技术，并且告诉她，也可以选择手术。芊芊自己难以决定，要回家和她丈夫商量后再决定。

Chapter 2

试管婴儿
是怎么一回事

有多少人认为试管婴儿是在试管中长大?

试管婴儿不是想做就能做的

能否试管婴儿助孕,女方身心健康是关键

试管婴儿和自然生育的婴儿有何不同?

别只把试管婴儿当"备胎"

试管婴儿助孕是输卵管切除患者的终极救星

有多少人认为试管婴儿是在试管中长大？

12 月 23 日傍晚，芊芊和她的丈夫"嘉嘉"来到诊室。嘉嘉，是芊芊对自己丈夫的称呼，后来见过几次面后，我也喊他嘉嘉，但至今我依然不知道他的真名实姓，只知道他视芊芊为宝贝，在芊芊遇到极大打击的时候，他更是爱护有加。

嘉嘉有点儿腼腆，站在芊芊背后，脸有点儿红，感觉他有点儿难为情。当然，一个年轻帅哥第一次进到妇科诊室感到不自在，是在所难免的。我示意他坐下，他还是站着不动，后来还是芊芊扯了一下他的衣角，他才勉强坐在芊芊旁边，但眼睛不敢看着我。

"怎么样？你俩商量好了吗？是选择手术呢，还是进行试管啊？"我直接问他们。

他俩都沉默不语。

"怎么了，不能决定吗？"我再次问他们。

"叶哥，能否问你一些问题？"芊芊开口了。

"当然可以啊！问什么都可以。"

因为已经是晚上 8 点了，下午出诊的患者已经看得差不多了，想着很快就可以下班，我的心情甚是轻松。

"嘉嘉，你不是有问题要问叶哥吗？"芊芊扯了扯嘉嘉的手臂。

看得出嘉嘉内心真的有疑问，但是不好意思说，毕竟周围除了我，还有亚丽、梦琪等几位研究生，个个都盯着这对小夫妻，要是我，我也会不好意思。

"没关系，现在我有时间，你们有什么疑问，全部都说出来，我会解答的。"

"叶哥。"嘉嘉终于开口了。"说真的，我们还是不知道试管婴儿是什么，是不是孩子在试管生出来？还有，试管婴儿是不是我们自己的孩子？用试管生出来的孩子以后健康吗？会不会和自己生下来的不一样？试管婴儿要多少钱？成功机会有多高？"不问则已，一问就问个不停。

"芊芊，你呢？你有什么问题吗？"我想，如果差不多，就一次性都回答了。

"叶哥，我倒是没什么问题，就是不知如何决定，手术还是试管婴儿不知怎样选择好，你能帮我决定吗？"

天啊，现在芊芊又把皮球踢给我。看来我只能再次给他们分析、解释了。

试管婴儿的医学名称叫体外受精与胚胎移植技术（IVF-ET），就是将患者夫妇的卵子与精子分别取出体外，置于培养皿（试管）内受精，待发育成胚胎后，移植入女方宫腔内，让其"种植"，达到妊娠目的，俗称试管婴儿。

其实就是把种子换个地方培养发芽了，再种回原来的地里，所以，结出来的果实本质上和种子直接种到地里没有多大差别。只是精子和卵子结合的过程在体外完成，而胚胎着床、发育成功及十月怀胎，都还是在女性自己的子宫里完成的，依然属于自然生下，孩子当然是夫妻双方的。

试管婴儿不是想做就能做的

试管婴儿技术有着严格的行业规定和管理，不然的话，这门技术可能变成人类的灾难。另外，试管婴儿技术也有严格的适应证，在伦理上也有严格的规定。

哪些人适合进行试管婴儿助孕呢？主要有以下几种情况：

1.女方由于各种因素导致其配子运送障碍，如双侧输卵管阻塞。

2. 排卵障碍。

3. 子宫内膜异位症，经常规药物或手术治疗仍未获妊娠者。

4. 男方少、弱、畸精子症，女方经宫腔内人工授精技术治疗仍未获妊娠，或男方因素严重程度已不适宜通过实施宫腔内人工授精技术获得妊娠者。

5. 免疫性不孕与不明原因不孕，反复经宫腔内人工授精技术或其他常规治疗仍未获妊娠者。

6. 对于有先天基因缺陷的患者，比如男女有一方染色体异常（常见的有平衡易位）、双方都有地中海贫血基因等，适合做第三代试管婴儿（植入前基因筛查）。

女性体内的输卵管左右各有一条，分为四个部分：与子宫相连的是间质部，然后依次是峡部、壶腹部、伞部。正常情况下，伞部是可以自由活动的，这样有助于在排卵期"抓住"卵子，然后将其送到壶腹部，与刚好到达那里的精子相会。如果输卵管某个地方堵塞了或者伞部变形了，又或者伞部没有出口，形成了一个口袋状，难以"抓住"卵子，就会导致不孕。如果输卵管内部因为炎症等不太通畅，导致受精卵走得磕磕绊绊，不能按时到达子宫内，就会造成宫外孕。输卵管就是创造生命的通道，成年女性在排卵后，输卵管张开的伞部把游荡的美丽卵子"拉住"，并安全地护送到输卵管里，让它静悄悄地等待精子的到来。

男性排精后，精子间的马拉松比赛就开始了。有些跑了四分之一就退出了，有些跑个半马也就退出了，剩下的数百条"精英"全力冲刺，最后的马拉松冠军终获卵子的芳心，两者紧紧相拥——生命开始了。而如果"跑道"上出现了"塌方""堵塞"之类的意外，那么精子和卵子只能是天各一方，新生命也就不能开始了。

在 20 年前，试管婴儿的成功率平均只有 20%～30%，后来上升到 30%～40%，经过生殖临床医生和实验室胚胎学家们努力，现在全世界试管婴儿的平均成功率已经达到 50%。

年代不一样，对于不孕不育的助孕方式的建议也就不一样。试管婴儿成功率低的年代，试管婴儿技术往往是作为助孕的最后一根救命稻草，加上花费很多，不必作为首选方案。但现在的试管婴儿技术已经非常成熟，成功率也已经到了令人满意的水平，有些生殖中心试管婴儿的成功率已经达到 60% 以上，这时就不宜再把试管婴儿作为助孕的最后一根稻草，而应该作为助孕的首选了。

如果单纯是因为输卵管堵塞而选择试管婴儿助孕的，成功率基本超过 65%，甚至达到 70% 以上！这是很了不起的成就，这就是为什么对双侧输卵管堵塞的女性，建议选择试管婴儿作为首选助孕方法而不是手术。

在试管婴儿成功率还是比较低的 20 世纪 90 年代，有输卵管积水、输卵管堵塞的女性基本都是首选手术，术后依然怀不上才转做试管婴儿。但是长期的实践发现，双侧输卵管近端堵塞，术后自然怀孕的成功率不超过 30%，双侧输卵管远端积水的女性，术后怀孕的成功率只有 20% ~ 30%，而且这些能怀孕的人中，还有较高的概率是宫外孕。

能否试管婴儿助孕，女方身心健康是关键

很多时候，在处理生殖问题的道路上，只有选择，没有如果。一旦选择了就走下去，走到实在无路可走了，有时可以倒回来重新选择。但是多数人在重新选择时，已经失去了最佳的时机。

所以，生殖困难的患者与医生充分沟通各种助孕方法十分重要！医生会按照自己的经验和理念给患者提供相对合理的建议，当然在助孕方式的选择上，从来就没有绝对的对错，只有相对的合理与明智。

记得曾有一个患者，翠兰，29 岁，比芊芊早半年找我看诊，不孕三年半。她倒是没有经过什么折腾，基本按照不孕症的常规检查步骤按部就班做了很多检查。她的性激素正常，她丈夫的精液也正常，一些可查可不查的检查结果也都显示没事，唯一的问题就是双侧输卵管积液。

对双侧输卵管积液，经典的处理模式是：腹腔镜检查，输卵管伞部造口（就像衣袖一样，把封住的袖口剪开，往后翻转，成为一个新的开口），使精子和卵子有机会"见面""相会"。但这只是理论，实际上，卵巢排出卵子后，需

要输卵管的伞部把卵子抓住并往输卵管方向输送，等待和精子的"相遇"，其结果依然可能是可遇不可求。

当时我给了她的两个建议：

第一个建议是继续等待自然怀孕，那么就必须手术。按照一些医生的经验，双侧造口术后的自然怀孕率非常低，甚至有医生认为基本不可能怀孕，所以造口没有意义。但是，按照我自己曾经做过数百例输卵管造口的临床经验，造口疏通输卵管后，再加上中药的术后治疗，自然怀孕概率可达到30%，这可是一个让人相当满意的结果。年轻的、卵巢储备功能好的女性，完全可以选择这样的助孕方式。但是，如果年龄大或者卵巢储备功能不好的女性，就不建议选择这种方法了。

第二个建议是选择试管婴儿助孕。但是输卵管积水如果返流到宫腔的话，会降低移植的着床率，而一旦发生这种情况，试管婴儿医生会建议手术，即切除输卵管或者结扎输卵管，从此永久性不能自然怀孕。

翠兰当时就问我："叶哥，那究竟哪种好呢？手术和试管婴儿的弊端各是什么，能给解释一下吗？"说实在的，每天看上百个患者，如果个个都要解释清楚，实在难以应付，但是不解释，患者又难以决定，所以只能简单明了地解释一番。

我对她说："是这样的，这两种方法都不完美，各有缺陷。第一种，手术后等待自然怀孕，但怀孕率不高，万一怀不上，仍需做试管婴儿。"

我接着又说："而试管婴儿助孕呢，即使它的成功率较高，还是有相当一部分患者反复移植失败，而且还要考虑试管婴儿的费用等问题。"

其实，输卵管积水对试管婴儿的影响，很难说清楚，如果输卵管积水没有返流到子宫，应该是不会影响移植的。事实上，不少输卵管积水的患者，第一次移植也获得了成功，而有些女性第一次移植失败，认为是输卵管积水引起的。第二次移植前先结扎或切除了输卵管，她们也不见得就一定能成功。

对于翠兰这种情况，还真不好选择。对于每个医学问题，医生根据自己的经验和观点肯定是有选择偏向的，但是因为医疗环境、医患关系等原因，现在很多医生越发谨小慎微。

"叶哥，你能帮我选择吗？你就把我当成你的一个妹妹。"自从《怀得上，生得下》出版后，经常有人用这样的方式问我。

"翠兰，你喊我哥，你也信任我。我建议你先手术，术后进行中药治疗，再备孕一段时间，如果没怀孕，再做试管。"

为何这样选择？第一，翠兰的年龄不算大，29岁；第二，翠兰的卵巢储备功能还挺好，完全有时间等待自然怀孕；第三，虽然输卵管双侧造口后的自然怀孕率不高，但是毕竟有一定的机会，不去尝试，如何知道会不会成功呢？而且在我的经历中，输卵管积水造口术后复发的机会很低，并非传说中的术后3个月复发、半年复发等，2006年到2015年，我亲手做的三百余例输卵管积水的手术中，一年后复发的只有20例，也就是只有7%左右的复发率，并且这些复发的患者后来去做试管婴儿，也只有6例需要再次手术结扎或者切除输卵管。听我解释后，翠兰自己偏向于接受我的建议，但是她表示要回去和家人再商量一下。

第二周，翠兰带着她丈夫回来复诊。他是一位文质彬彬的眼镜男，很帅气。我招呼他两口子坐下，但是他说他想站着。

"你们决定手术了吗？"我问。

"叶教授，我想问问，如果我们选择试管婴儿，我太太这种情况的成功率有多高？"翠兰的丈夫用手扶了扶眼镜框问，而没有直接回答我的问题。

"按照你们目前的条件，试管婴儿成功率应该是比较令人满意的，估计超过平均数吧，50%以上。"按照当时的世界试管婴儿技术和成功率，差不多是这个水平。如果换成现在，我可以大胆地说，成功率可以达到60%～75%！

"叶教授，不好意思啊，我想知道，万一试管不成功，还能不能倒回来自己怀孕呢？"翠兰丈夫的这个问题，也是很多想做试管婴儿的夫妻纠结的问题，毕竟试管婴儿技术再先进，也无法让选择试管婴儿的每个人都成功怀孕。

"当然有机会啊，你们都年轻，她卵巢好，你的精子好，加上各种助孕方式，有机会来回折腾的，迟早能怀上。"

得到我的肯定意见后，翠兰的丈夫说："叶教授，那我们决定试管吧，万一不成，再手术，自己怀孕。"

这让我有点儿惊讶，因为一般都是医生建议试管婴儿后，患者才会选择，没想到他们主动做出这样的决定。

"翠兰，你的想法呢？"我想向翠兰再证实一下。

因为在生育问题上，大多数女性总是很被动的，甚至很多女性即使明知会受苦受罪，也会迁就男方的意见，可惜的是，很多男人却难以体会和理解女性在不孕不育中遭受的各种折腾和痛苦。对于生育障碍的女性，他人需要给予更多的关心、体谅和支持，特别是丈夫，因为一不小心，女性可能会为此付出极大的代价，甚至有生命危险。

"叶哥，我们在家商量了，我也是考虑试管，不好意思，没有按照你的建议决定。"翠兰有点儿歉意。

"没关系啊，我其实也倾向于建议你们采用试管，你们的选择很明智。"

为了让翠兰的试管婴儿进程能顺利进行，我建议她先把中药吃上。这个时候吃中药，不是为了怀孕，而是希望通过中药的治疗，让输卵管积水得到控制，使症状减轻甚至消失，减少输卵管积水对试管婴儿进程的影响，也减少手术结扎或者切除输卵管的机会。

可是有些中医，竟然告诉患者，说输卵管积水可以通过吃中药得到怀孕的机会，简直是瞎扯！输卵管为何会有积水？因为输卵管出口堵塞了。虽然中药对输卵管积水有用，但是即使积水消除了，输卵管的开口是不会因为积水的消除而自动打开的，所以仍然无法"抓住"卵子，患者根本就不可能怀孕。而一些医生说输卵管积水用中药治疗能让患者怀孕，只有一个解释：医生对输卵管积水的判断有误，也就是说根本不是输卵管积水！所以，中药在什么情况起作用，医生需要实事求是，而不能搞玄乎。

翠兰的脉象细沉，舌象淡暗，舌边有明显齿印，舌苔白腻，考虑脾肾不足，加上输卵管积水属于盆腔炎范围，辨证与辨病结合，考虑她有血瘀气滞病机。所以，我给翠兰开了处方，告诉她可以一直吃到开始促排卵再更换处方。

翠兰确实有运气，顺利进行试管婴儿，并一次性移植获得成功，试管婴儿期间也不需要手术处理输卵管，因为她吃了两个月中药后，试管婴儿过程中并没有发现积水，宫腔的环境也不错，没有出现输卵管积水引起的积液宫腔倒流现象。

如果翠兰按照我的建议首先进行手术呢？不知结局又会如何。

试管婴儿和自然生育的婴儿有何不同？

因为看病，很多患者组建了 QQ 群，后来又发展为微信群，平时大家在里面天南地北、杂七杂八地热聊，我有空时也经常进群和大家交流。数百人的群经常聊得热火朝天，每个人都会把看病的经历和病情甚至情感在群里分享。由于暂时不能生孩子，她们也只有在群里宣泄一番，且大家都同病相怜，很多人因此结成姐妹，关系甚至比亲姐妹还亲。

有人怀孕成功后，不管是自然怀孕的，还是胚胎移植的，只要在群里公布，群里都会热闹很多天，各种羡慕，各种祝福，简直就是欢乐的世界。后来我知道，翠兰和芊芊就是在群里认识的，而且她俩还是邻镇的。所以，翠兰试管婴儿成功，芊芊也是知道的。

后来，我用翠兰的例子提醒芊芊："芊芊，你知道翠兰吧，一开始我是建议她手术的，但她选择了试管婴儿，现在成功了，其实试管婴儿并不可怕的。"

"叶哥，其实我们还是有点儿忧虑，选试管这条路除了不知能否成功外，还有一个问题，以后孩子生下来不知有什么影响。"原来她是担心这个。

其实，试管婴儿成功，种子是夫妻双方的，孩子也是从女方肚子生下来的，和自然怀孕一样，当然是正常的孩子啊。芊芊的输卵管有问题，左侧积液，远端堵塞，右侧近端堵塞，打个比方就是屋子一边的防盗门关上了，另一边的小门也堵住了，外面的人进不来了，也就是男方的精子和女方的卵子无法相遇，所以选择试管婴儿是合理的。至于芊芊担心的问题，目前也是不少人特别是年龄大的人的顾虑。

作为一门生殖新技术，试管婴儿的质量究竟如何呢？试管婴儿助孕生下的孩子和自然怀孕生下的孩子有没有什么不同？我不由得想到了另一个患者——珺珺。

2005年夏天，和我同龄的珺珺找我看不孕，经过检查，珺珺是双侧输卵管完全堵塞。按当时的医学观点，很多医生会建议她用手术疏通。手术方式一般有两种，一是X线下介入再通术或者宫腔镜引导下逆行插管再通术，二是宫腔镜联合腹腔镜行介入再通术。

第一种方式的优点是省钱，在门诊就能完成，不用住院。缺点是无法确认和处理输卵管外面盆腔的情况，因为即使输卵管通了，肚子里各种粘连甚至是否有子宫内膜异位症都不知道，也无法处理，所以这种曾经一度流行、被推荐的技术慢慢被淘汰出局了。当然试管婴儿成功率的提升也让输卵管堵塞的人多了一种选择。

第二种方式的优点是可以同时处理输卵管堵塞和腹腔内的粘连、子宫内膜异位症等问题。对于不孕不育的患者或者决定试管婴儿的患者来说，有个干净的子宫和盆腔环境非常重要，而这个方法刚好符合这种需求。临床实践表明，宫腹联合手术疏通输卵管的效果远超过单纯的介入治疗，至今仍然被广泛使用。而这种方法的缺点是费用高，需要患者住院，肚皮会留下瘢痕。

当时我建议珺珺手术，手术疏通输卵管的概率在 80% 以上，疏通后等待一段时间，怀孕的概率在 30% 左右，怀不上的话可以再做试管婴儿。但是珺珺直接选择了试管婴儿，因为她丈夫已经 47 岁了，足足比珺珺大 10 岁。她说不想等了，就当赌一次。这样考虑其实也合乎情理。

第二个月，珺珺到了广州某老牌生殖中心咨询试管婴儿的相关信息。那时，试管婴儿的需求没现在这么大，很快该中心就让珺珺进入试管婴儿的流程，珺珺运气很好，竟然移植一次就成功了。2006 年，她足月自然分娩一男娃。到现在，孩子已经十多岁了，听说很聪明，非常优秀。我由衷地为珺珺感到高兴。

当时，珺珺在整个试管婴儿流程中，一直找我开中药辅助，用到孕13周才停用。不少人会问，怀孕期间可不可以吃中药，宝宝会不会皮肤黑等问题。基本上，用于生殖健康的中药几乎都属于天然植物类的，只要医生懂得生殖医学知识，别搞玄乎，就不会开错药，但是如果医生乱开一些稀奇古怪的方药用于治疗不孕不育症，就不能排除对宝宝的影响了。所以，中医也要从客观实际和科学角度出发。

芊芊听我解释后，基本没太大顾虑了。

"叶哥，这样看来，试管婴儿好像比自己怀孕生的要强啊？"芊芊继续追问道。

我跟她解释，这是难以确认对比的，医学上任何情况都可能存在，比如有的试管婴儿生下来先天有问题，有的体质不好，老是生病等，但是这些情况发生的概率与自然生育的概率差不多。

有调查资料显示，试管婴儿的体格和智力略优于自然怀孕生下的孩子。当然，抽样统计也许存在一定的偏差，但是作为一门实践应用将近40年的技术，如果确实有严重缺陷的话，早就被淘汰出局了。

所以，对试管婴儿的健康有担忧的人，完全可以放下心来，消除顾虑。当然也不能因此就认定试管婴儿强过自然怀孕的宝宝。我对芊芊笑了笑，不打算再往深处解释了，如果一直说下去那还了得，后面还有20位患者等着看诊呢。

"这样吧，芊芊，你们回去再好好考虑考虑，今天就跟你们解释这么多，有问题可以晚上给我发 QQ，我再和你们解释。"

因为门诊时间有限，难以给每个患者详细的解答，不然看到半夜 12 点也看不完。

从 2007 年开始，我就让门诊没明白的或者我在门诊没时间解释清楚的患者，去网上给我留言，我回家后当晚基本都会回复。现在更好了，有了微信，我自己也建了"木棉花天使生殖网站"和微信公众号"易孕"，大家只要提交问题，都会得到我或者我们"木棉花医生团队"的答复，并且都是免费的。

"还有，上次开的中药吃了有什么不良反应吗？"我又问芊芊。

"叶大哥，吃了上次的药感觉挺好的，就是大便有点儿问题，一天 1 ~ 2 次吧。"芊芊说。

在我的临床实践中，生殖障碍的女性多数属于肝郁、阴虚、气滞血瘀，极少有阳虚的患者，所以用药多数采用滋养肝肾、养血理气、行气活血之药，一些人吃了可能会大便稀，次数增多等，我会按照出现的不良反应做出评估，判断是属于正常的反应还是病理性改变。

我给芊芊开的是"甘麦大枣汤"，这是中医经典的养心安神方剂，吃了心情轻松。中国古代的医家其实非常之人性化，讲究的是方药组成的有效、精简，寥寥几味药却充满纯正的中医精髓，可是当今的一些所谓的中医，不管是大家还是小家，不管是官方还是民间，竟然都崇尚大处方，一张处方二十甚至三十味中药是常事。

记得有个患者曾拿出一张某大城市名医开的处方，问我能不能吃。我一看，处方竟然有四十九味中药，说实在的，当时我很想爆粗！这张处方一剂多少钱？1280元！让人无语。

随后，我让助手梦琪把上次的处方抄出来。芊芊大便有点儿稀，虽然也属于正常范围，我还是给她加了两味中药：火炭母和紫苏梗。火炭母清热利湿、消滞止泻，紫苏梗温中、行气、消食，可以减少滋养类中药对脾胃运化功能的影响。

后来，我又交代芊芊，如果决定试管婴儿助孕，就先去生殖中心，等到流程开始后，再找我继续开中药。因为实践证明，每个阶段灵活使用中药来辅助，可以提高试管婴儿的成功率。

我从2006年开始关注中医药在试管婴儿进程中的应用，并且在实践中积累了经验和各种各样的案例，后来慢慢形成了一套相对完善的中药辅助试管婴儿流程的稳定体系，后又经过越来越多的实践积累，我在临床中获得了很大的方便，也给很多患者带来了更多的成功机会。

别只把试管婴儿当"备胎"

门诊进行中，诊室窗外的天色已经暗淡，夜幕慢慢降临，原先计划的聚会大餐已经泡汤了，我就让助手梦琪赶紧订了 3 份快餐给当天跟诊的 3 位学生，我可不能亏待她们，让她们陪我饿肚子。我自认为，跟着我实习的学生，虽然很累，但很充实、欢乐。

晚上 8 点 10 分，终于看完了门诊，我关上诊室门，和几位学生边走边聊，年轻人精力旺盛，没什么疲惫感，我反倒有点儿疲劳，肚子里也咕噜咕噜地响，赶紧到附近的小吃街吃碗粿条。

"老师，听您的口气，您是提醒芊芊去做试管吧？"梦琪突然问我，"可是像芊芊这样的患者，您以前都是主张做手术的啊。"

梦琪说的没错，按照我以往的做法，应该会建议芊芊以手术为首选，手术一段时间后确实没有怀孕的话，再考虑试管婴儿助孕。但是，随着临床实践的积累和思考，我越来越觉得诊治生殖问题和诊治普通妇科问题完全是两码事。普通妇科问题通常按照疾病的病因和常规治法去做就可以了，但是生殖障碍的诊治却完全不一样。除了考虑病因外，还需要考虑很多病因外的东西，甚至是夫妻关系、家庭因素、经济问题、患者意愿等，复杂多了。目前，有关生殖诊治的各种规范、常规，基本不考虑情绪问题和家庭因素，但恰恰是这两个问题，在不孕不育治疗中发挥了无可代替的作用，很多年来，我一直把这两个问题作为给不孕不育患者建议的重要参考指标。

　　小燕子，28岁，2010年8月25日首诊，告诉我不孕已4年。我看了她的检查资料，她丈夫的精子基本正常，她的性激素和月经也都正常，输卵管造影显示双侧输卵管通而不畅，远端不完全积液。她在别的医院看了两年多，西医建议她选择腹腔镜手术，中医建议她吃中药备孕，而生殖中心的医生则建议她先把输卵管结扎了或者切除后，再进行试管婴儿助孕。

　　其实，各有各的道理。但是有一个问题被他们忽略了。他们觉得小燕子的问题很简单，就是输卵管不畅引起的不孕。但我仔细看了她带来的造影片后，发现她的输卵管并非一般意义上的通而不畅，而是远端严重积液，而之前的医生都没有发现这一点！由于从事不孕不育腔镜手术很久了，加上长期的实践总结，我知道造影报告与腹腔镜下的真实情况有一定的差异，所以，我都会要求患者拿造影的照片，而不是只提供一份打印出来的造影报告。当然，没有从事过腹腔镜手术的临床医生，就会依靠造影报告单的结论进行临床诊治了。这也完全合理，毕竟检查结果就是临床诊治的依据。

因为是第一次看我的门诊，我建议她先手术，辅以中药治疗，估计还有一线自然生育的机会，因为她年轻，卵巢功能也好，完全可以按照不孕的常规处理顺序走下去。诊治不孕的常规处理顺序是什么呢？如果患者年轻，卵巢功能好，输卵管正常或者问题不大，男方各方面正常，可以这样处理：

1. 吃中药等待自然备孕。

2. 一段时间后怀不上就考虑腹腔镜手术，术后继续按照术中发现的具体问题给予中药治疗。

3. 一段时间后如果还是怀不上，就进入辅助生育也就是试管婴儿的流程。

根据患者具体情况，可以从 1 直接进入 3，前两步的顺序也可以互换。另外，只要临床诊断出不孕症，可以直接进入第二步，接着进行第三步。这里面最主要的影响因素是卵巢功能和年龄。

小燕子找到我之前已经看了一年中医，虽然每个医生的观念和经验不一样，开出的方药不一样，临床效果也不一样，但是小燕子的双侧输卵管确实已经严重积液，再如何吃中药也不可能有自然怀孕机会了，所以手术是等待自然怀孕的唯一机会。小燕子还是要求我开药给她，希望可以再试试。我耐心和她解释，这时吃药纯属于浪费药、浪费钱、浪费时间而且还可能导致输卵管伞部的捡卵功能完全丧失，自然怀孕的机会就接近于零了！我看得出小燕子对我的解释还是有顾虑，离开诊室时欲言又止。

晚上回到家，我习惯性地打开QQ，发现有个新好友申请，我加了后发现是小燕子。通过聊天，我得知，6年前，因为生活所迫，小燕子曾有过一段糜烂的生活。她知道自己病情严重，但不想让她丈夫知道，所以不知道如何是好。

小燕子还和我透露，在不堪回首的那段经历中，有过多次的无保护的性行为。

小燕子："叶大哥，我知道我病情严重，估计肚子里很多垃圾，但是我这几年来最担惊受怕的不是这个，而是，不知道我会不会得艾滋病！"

我："那你没有去做检查吗？很方便，一查不就知道了。"

小燕子："我每时每刻都想着去查，但是又不敢去，担心查出问题，接受不了，所以日夜焦虑担忧。"

我突然醒悟过来，小燕子不仅是想解决怀孕问题，更想知道自己有没有感染艾滋病、梅毒。如果真感染了，生育问题就只能放一边了。

我："小燕子，这样吧，明天你过来找我，就用化名抽血检查吧，万一真有事，也不是世界末日，还是有治疗机会的。如果没事，你也可以放心了。"

经过和小燕子聊天，我初步判断她的盆腔状况应该非常差，可以考虑直接做试管婴儿，但是我觉得她太值得同情了，不如先手术，看看能否自然怀孕。

第二天一大早，小燕子来抽血，我给她开了艾滋病、梅毒、淋病筛查化验单。按照小燕子自己的话，她这一天都不知是如何度过的，抽血后直到下午出报告前，她一直待在医院里，没吃没喝，连厕所都没去，一直在祈祷。

我也知道小燕子的心情，所以中午做完手术下台后，我亲自去了一趟检验科，拿到了小燕子的化验报告。

中午时分，检验科外面候诊大厅已经显得空旷，我发现小燕子就站在转角处。我走过去，问道："小燕子，你还在这里等啊？"

"是的。叶大哥，能不能走个后门，早点儿知道检查结果啊，我实在受不了这等待了，要崩溃了。"她着急地问。

我从白大褂的口袋里拿出检验报告单，对她说："小燕子，检查结果出来了，都是阴性，没事。"

小燕子战战兢兢的双手颤抖着把化验单接过去，低头看啊看，好像这个世界就只有她一人一样，足足看了3分钟。她突然用力搂住我，忍不住放声大哭起来！我一下子蒙了，虽然是中午，但是检验科外面的走廊时不时有人经过，我本想把小燕子搂着我的双手扳开，但是貌似她搂得很紧很紧，我想，她多少年的憋屈苦闷、担惊受怕终于可以得到释放了……

"好了，好了，没事就好，你可以放心了。"我轻拍她肩膀。过了大约5分钟，小燕子松开了双手，左手拿着化验单，右手抹着眼泪破涕为笑了，说道："叶哥，真不好意思，我实在控制不住。"

压在小燕子心头的大石头终于搬下来了，此刻应该是她多年来最轻松愉快的时刻了。接下来就按期预约手术了。

9月23日，我帮小燕子做了宫腹腔镜，发现她整个肚子像垃圾堆一样，大肠、小肠粘连，子宫、卵巢和输卵管都包成一大团。分离粘连后，发现两侧输卵管严重积水，伞部已经变成布袋一样了。

试管婴儿助孕是输卵管切除患者的终极救星

对于严重的输卵管积水，一般有两种选择：如果患者有心做试管婴儿，可以做输卵管结扎或者切除，不保留自然怀孕的功能；如果患者坚决不考虑试管婴儿，结局再不好也要试一试自然怀孕，那么就做输卵管伞部造口术，保留一丝机会。

输卵管造口术也是很讲究主刀者的耐心和技巧的，传统的方法是：用电针或电勾在积水的输卵管末端切开一小口后，再把被撕开的口子扩大到最大限度，然后把边缘用线缝合固定在输卵管的管身上，就像把衣袖卷起来后用扣子扣在袖子上。但是，这样会影响本来已经没多少抓卵功能的伞部的活动，从而再次降低术后的怀孕机会，而且长期的实践证明，这样的造口方式不会降低再次复发积水的可能。

我的经验做法是：1. 不要一开始就把积水的末端切一个大口子，只要切开一小口即可。2. 用腹腔镜弯钳插进口子，撑开，用另一把弯钳帮忙一起把口子打开，这样可以最大限度地减少开口处组织的破坏。3. 只把撕开的口子往管身卷起，但不做缝合。

小燕子术前已经签字，要求不切或结扎输卵管，所以我只能尽量保留她自然怀孕的机会。术后，我告诉小燕子，虽然尽力把她肚子的垃圾清除了，但是因为长期慢性炎症的刺激，输卵管变得僵硬，自然怀孕的概率不高，但可以试试，实在怀不上就接着做试管婴儿。

之后，小燕子倒是非常积极地吃中药，坚持锻炼，在术后的第4个月的一天晚上，她告诉我："叶哥，我有了，刚刚测到的。"

说真的，一般人告诉我她怀孕了，我会很开心，但是小燕子说怀孕了，我反而有点儿担心，担心什么，宫外孕！

宫外孕目前也属于常见的妇产科疾病，发生概率越来越高，与女性感染性疾病的增加有密切关系。（有关宫外孕的相关问题，可参考《怀得上，生得下1》《怀得上，生得下2》）

第二天，小燕子来医院做抽血检查，抽血的结果是：HCG（人绒毛膜促性腺激素）680mIU/mL，P 9.5ng/mL。当我看到这份报告时，就明白对于已经孕5周的小燕子来说，有很大的概率是宫外孕，可是面前的小燕子一脸开心，还乐呵呵地和旁边的姐妹们炫耀着，大家都为她开心，只有我紧锁眉头。

我把化验单给了身边的亚丽。

"老师，会不会是宫外孕啊？"当亚丽喊出声音时，我在诊台下用脚踢了她一下，好在小燕子没听到。

我后来告诉小燕子："小燕子，这个数值比较低，目前还不能确认是宫内的还是宫外的，要再等几天，复查后再判断。"

"我相信是宫内的，肯定是宫内的！叶哥，你先开保胎药给我吧。"小燕子还是很兴奋。

目前，对于生育有困难的女性，一旦怀孕，大多数医生一般不建议安胎，有两个方面的原因：一是不能明确胚胎是在宫内还是宫外，所以不能保；二是不需要保，胎好自然好，不好保也没用。我的意见是，对于一个有生育困难的女性，好不容易怀孕了，应该先适当保胎。我的做法是，和患者沟通清楚后，在彼此知道病情并对病情充分估计后，给予患者适当的安胎措施，至少给点儿安胎中药。我给小燕子开了四剂安胎中药，并叮嘱她，如果哪天不舒服，比如突然下腹痛之类，就及时来医院。

有些女性的耐受很强大，即使是宫外孕破裂出血，她的肚子也可能不痛，这很容易耽误病情，甚至造成生命危险。

晚上，小燕子在我 QQ 上留言："叶哥，我有点儿害怕，我真的会宫外孕吗？"

据我估计，80%的可能性是宫外孕，本来打算给她做个阴道B超，但是因为她的停经时间短，可能看不出是宫外还是宫内，如果做反而让她更为担心。

我不知如何回复她，后来想了想，只回了她几个字：复查后才能明确。

第三天晚上8点多，小燕子突然给我打电话，说她晚餐时突然下腹很痛，并且冒冷汗，10分钟后痛减轻了，就给我打电话了。我让她立刻到医院，因为我就住在医院附近，我答应去医院给她看看。20分钟后，小燕子到了急诊，我发现她脸色有点儿苍白，随即给她做了妇科检查，判断肚子里有出血，应该属于宫外孕流产或破裂。考虑到她的病情并不稳定，所以建议小燕子做腹腔镜手术。术中发现，她的左侧输卵管间质部妊娠破裂，内出血900mL，后做了输卵管切除，这次手术，并没有发现肚子里有粘连复发，估计跟术后给予中药治疗有关。

术后第二天，查房，我担心小燕子心情不好，想着如何和她解释会让她好受点儿。当我带着一帮年轻医生和实习医生进到小燕子病房时，小燕子自己已经起床洗漱了，一点儿都看不出前一天刚做了手术，女性的生命力还真的强大！

小燕子看到我进来，有些苍白的脸上依然带着笑意，"叶哥，谢谢你昨晚帮我手术，我现在恢复得很好。"

看来小燕子并没有因为宫外孕而影响到心情，我说："小燕子，真是遗憾，就差半公分就是宫内的了。"

"没事啊，只能说我运气不好，但是我不郁闷，至少我开心了几天啊。宫外孕至少证明我还能怀上啊。"

可是，我却没有小燕子这么乐观。小燕子出院前，问我何时能继续备孕。我实话告诉她，应该考虑试管婴儿助孕了，一侧输卵管切了，另一侧输卵管也是坑坑洼洼的，很难怀上，怀上也有可能是宫外孕，不值得再次去尝试。可是小燕子还是坚持要继续自然备孕——竟然有这么顽固的女孩子。

接下来便又是中药治疗，时间过了半年，小燕子又怀孕了。当我知道后，我双手画个十字，祈祷这次好运光顾她。可是，霉运又来了，再次宫外孕！只能又把右侧输卵管也切了。

术后，小燕子失联了3个月，我以为她回老家休养了，第4个月，小燕子突然又出现在我的门诊。

小燕子的脸色已经没有了往日的红润，一脸的憔悴。

后来得知，第二次宫外孕后，她和她丈夫之间出现了裂痕，她丈夫不知从哪得知了小燕子的过去，加上3次手术以及吃药检查的费用，让这对本来生活就已艰难的夫妻感到重重的压力，矛盾也逐渐产生。如果能尽快有个宝宝，或者还能挽回已有裂痕的婚姻。因为小燕子两侧输卵管都已经切除，唯一的希望就是试管婴儿了。

后来，小燕子找我咨询有关试管婴儿的事情，那时，我已经开始中医药辅助试管婴儿流程的实践并开始积累经验了，所以建议她在进行试管的不同阶段，可以用些中药，帮助提高成功率。但不知是什么原因，后来小燕子就再没来过我的诊室，只在第二年春天的某天，在QQ上给我留言：叶哥，移植失败了，什么都没了。我安慰她别灰心，再努力一把，但她后来又失联了。

之后，我再次思考整个过程：如果一开始我拒绝给她手术，直接让她进行试管婴儿助孕呢？如果她第一次宫外孕后我善意欺骗她，说不可能怀在宫内了，必须试管婴儿助孕呢？或者，如果在试管婴儿助孕后我积极动员她接受中医辅助治疗呢……

后来，时隔5年，2017年2月23日，小燕子终于又出现在网上，而且还有了个漂亮的女儿。

我:"小燕子,可终于找到你了,你失踪了 5 年啊,可好? 叶哥甚为关切啊。大家都担心你啊!"

小燕子:"谢谢叶哥,谢谢大家! 我和孩子都好,一切都过去了。"

接着她发了孩子照片给我,并说道:"如果当时没有这孩子,我可能会想不开,这些年,发生的事情太多了!"

衷心祝福小燕子从此一生安康、欢乐、无忧愁!

作为临床医生,在临床诊治上,除了需要遵守各种规范,处理患者病情外,还要顾及患者的心理。

对于不孕不育症的诊治,任何助孕方法,包括中医治疗、西药治疗、手术、试管婴儿等,其实都不是绝对的完美,都只是一种相对合理的选择而已,有的人能成功,有的人不能成功,患者究竟适合哪种方法,不同的医生会给出不同的建议。患者难免感到困惑,怎么办?

为此,我和我的团队共同努力,开辟了网上免费咨询服务,虽然受过一些非议,但我们帮助患者的初衷始终不会变。

Chapter 3

试管婴儿助孕：
想说爱你不容易

患者要学会理解医生建议背后的含义

"叶老师！叶老师！"梦琪突然喊我，把我从对小燕子的回忆中唤了回来。

"怎么了，琪琪？"

"你还没回答我的问题呢？为什么你偏向于动员芊芊去做试管婴儿呢？"

我貌似没有动员吧，只是和她解释，她的状况适合做试管婴儿，并且机会是比较大的。手术依然可以选择，只要芊芊愿意。

我也没正面回答梦琪的提问，只是说："等等吧，等芊芊自己去决定。"

很多的疾病其实都有比较明确的治疗方法，不孕不育症却没有！实际上，几乎所有的患者都想让医生给出一个明确的答案，医生也很想给，可是当几种助孕方案都摆在面前，并且各有优缺点时，只能由患者自己做出决定。

当然，如果有明显优选的方法，医生会用不同的方式提供一些意见。

比如，如果病历写着：可以考虑手术或者试管婴儿，这就意味着患者有手术或者试管婴儿的适应证了，患者可以选择，但是并非一定要手术或者做试管婴儿。

如果病历写着：建议手术或者试管婴儿，可以看出医生对于手术或者试管婴儿的肯定，意思就是最合适的选择就是手术或者试管婴儿了。

如果在看病过程中，医生建议做这个检查、那个检查，究竟有没有必要呢？如果病历写的是"建议查什么"，就是需要查的，如果写着"可以查什么"，意思就是不查也可以。

在医生的语言中，"可以""建议"的含义不一样。当然也不排除一些医生的习惯，"可以"就等同于"建议"。

但归根结底，友好而轻松的医患沟通，有助于助孕方案的选择和进行。

要生育，就需要有好的种子，女性正常的排卵和男性正常的排精是基本要求。

一些疾病，比如多囊卵巢综合征、功能失调性子宫出血等，因为女性排卵功能完全失去控制，女性处于无排卵状态，即使男方各方面都正常，精子和卵子无法结合也无济于事。

另外，卵巢储备严重不足，即使有卵子，但已经很少很少了，俗话说，错过这个村就没有这个店了，如果不及时抓住机会，生育也将失去仅存的一丝机会，而试管婴儿就是抓住这些机会的好办法。

蓝芯，30 岁，婚后不孕 3 年，月经延后来潮合并月经减少 3 年，2015 年 8 月 23 日第一次到第九诊室看诊。

　　追问病史，蓝芯说自己既往月经一直很规律，也没有其他妇科疾病，三年前结婚，婚后第二个月出现月经延迟，当时还很开心，以为自己怀孕了，但是找医生检查时，医生却诊断为多囊卵巢综合征，并建议她吃避孕药治疗。

　　多囊卵巢综合征属于比较严重的内分泌失调，患者常常因为不能排卵而难以怀孕，蓝芯性激素六项检查（当天是月经期第三天）结果显示：FSH 8.02mIU/mL、LH 7.45IU/L、T 0.69nmol/L、E_2 150.23pmol/L、PRL 36.08ng/mL、P 0.12ng/mL，医生判断她的雄激素和催乳素偏高，按照多囊卵巢综合征为她治疗，开了常用的短效避孕药和降催乳素的溴隐亭治疗 3 个月。

　　新婚不久，就要长期吃避孕药治疗，蓝芯虽然心里有些难受，但是既然看了医生，就治疗，就这样过了 3 个月。吃药期间，她的月经很准时，停药一个月后月经又恢复成原来的样子，继续复诊找其他医生，而另一位医生又建议她促排卵治疗，因为既然吃了避孕药，接着就是促排，这是规范治疗。蓝芯又开始了连续 6 个月的促排卵治疗，但是依然没有怀孕。转眼结婚快一年了，蓝芯都在吃药中度过，后来她又转看中医，又过了一年，月经依然延后，并且月经量越来越少，有时甚至一次月经就湿透一片卫生巾，这时的蓝芯已经很紧张和焦虑了，本来好好的，结婚也是喜事，后来竟然发展成这样！她说还做了造影检查，双侧输卵管通畅，男方也做了检查，没事，但是一直怀不上。

终于挂到了当天的号，她带着一沓验单和病历，坐在我面前。

我看了看蓝芯的性激素报告，最早一次是 2012 年 9 月：FSH 8.02mIU/mL、LH 7.45IU/L、T 0.69nmol/L、E_2 150.23pmol/L、PRL 36.08ng/mL、P 0.12ng/mL，第二次是 2013 年 5 月：FSH 9.41mIU/mL、LH 5.95IU/L、T 0.56nmol/L、E_2 166.63pmol/L、PRL 38.54ng/mL、P 0.22ng/mL，第三次是 2015 年 6 月：FSH 14.27mIU/mL、LH 6.82IU/L、T 0.56nmol/L、E_2 162.36pmol/L、PRL 33.77ng/mL、P 0.23ng/mL。

从数值看，蓝芯的卵巢储备功能呈明显下降趋势。从第一次检查结果来判断，当初蓝芯并非属于多囊卵巢综合征，而是卵巢功能有些下降的趋势，但是却做了 6 个月的促排卵治疗，让本来已经储备不足的卵巢雪上加霜，最后一次检查报告已经显示卵巢储备明显不足了。

我让蓝芯做个了阴道B超，结果显示右侧卵巢AFC 1个，左侧卵巢AFC 2个！

对这样的情况，我只能建议蓝芯赶紧做试管婴儿。

可是蓝芯难以接受，说看了那么多医生，没有人告诉她卵巢储备已经不好，也没人提及试管婴儿的事。蓝芯本是满怀希望地来找我，希望我能给她自然怀孕的希望和信心，没想到我却建议她做试管婴儿，而没有让她继续等待自然怀孕，这对她来说确实是很大的打击，完全可以理解。由于门诊时间短，我难以和她解释清楚，只能先给她开药。我看了之前中医开的方药，基本都是温补脾肾的方剂，但蓝芯现在是肝脾不和、气滞血瘀，所以用了苏叶黄连汤和逍遥散加减。

实际上，很多患者充满信心地来找医生，对医生有极高的期望，在我看来，对有些疾病来说，医生可以像患者期望的那样，但像生殖障碍疾病，往往期望越高，失望也越大。蓝芯已经属于绝经前奏了，还能等下去吗？

对于生育愿望较强烈的人，医生会建议采用积极的方法。蓝芯生育愿望不用多说，所以我才建议她尽快做试管婴儿。当然，一个没有任何心理准备的人突然听到"试管婴儿"这个敏感词语，难以接受也在情理之中。

蓝芯回家后，在网上某处评论我：还以为大家说得很神的叶医生很好，没想到才给我看了两分钟，就说我不能自然生，要我做试管婴儿，都不严肃，有点儿失望。

其实，患者可以自由选择医生，觉得某位医生好就选，看了觉得不好可以另换医生。而医生却没有自由选择患者的权利，不见到人，就无法知道究竟谁会来看诊。但医生没有好坏之分，区别在于观点和经验。对于蓝芯，我已经尽我的知识和经验，给了她我认为最佳的建议，至于她接不接受，已经不是我控制的范围。

每个医生的建议都不是随意的，都是长期实践总结的经验，至于适不适合某个患者，就见仁见智了。

我以为蓝芯不会再来找我，没想到2015年教师节那天，她竟然前来复诊。

原来，蓝芯上次到我诊室后，虽然对于我提出的试管婴儿建议有点儿不太能接受，不过她还是去了两家生殖中心进行了咨询，结果都建议她选择试管婴儿，估计这时她才觉得我并没有坑她。

"蓝芯，怎么样？上次建议你做试管婴儿，考虑得如何了？"

"叶医生，我接受你的建议，决定做试管婴儿去，听说做试管前吃点儿中药有助于提高成功率，所以又来找你了。"

蓝芯除了暂时不孕、月经不调外，平时还经常腰膝酸软、失眠、胃口不好、经常拉稀便，另外，她舌头颜色黯淡，舌苔薄腻，脉象细沉，我判断她属于脾肾气虚夹有血瘀，也就是脾肾阳虚的轻症，即常说的"宫寒"。我给她用了平补脾肾的四君子汤加寿胎丸，再加上三七、丹参、白豆蔻等。

开完药方，蓝芯又问："叶医生，您可以推荐一家生殖中心吗？"

很多人会让医生推荐医院或者生殖中心，我认为，在技术层面上，每个医院或生殖中心的水平都差不多，如果要说有差别的话，就是实验室设备的水平、胚胎学家们的努力，还有整个流程是否人性化，选择哪家，需要患者同医院或生殖中心的专家沟通后再决定。

后来，我推荐蓝芯去了某家知名度与美誉度都很高的生殖中心，再后来，我也有幸在那里入职。

接着，蓝芯又问："叶医生，我本来好好的，为什么结婚后就出现状况了呢？"

本来，结婚是件让人开心、幸福的事，但不能兴奋过度，中医讲"喜极伤心"，情志过度刺激也会致病。

蓝芯说，结婚那天婚宴摆了 20 桌，新人需要敬酒一轮，然后宾客回敬一轮，她至少喝了两瓶红酒，差点儿喝醉。接着，传统的闹洞房又是折腾一番，一天一夜基本上没歇。对大部分女性来说，这个过程可能没影响，事后休息休息就可以恢复了，但蓝芯刚好属于少数人，加上后来用避孕药治疗了一段时间，心情又郁闷，慢慢导致了她的卵巢储备功能下降。

对于红酒，很多女性从商家、网站得到的信息是它有助于健康，但是不管如何，红酒也有一定的酒精含量，如果饮用过度，不但不利于健康甚至有害健康。女性每次红酒的饮用量最好不超过 150mL，并且不能天天喝，至于烈酒，除非不想要健康或者不需要生育，否则，建议女性远离！

顺便提一下，现在很多年轻女性为了追求时尚，或者为了提神来应付繁重的生活、工作，经常饮用咖啡。事实上，偶尔适量饮用倒也不会有影响，但是每天喝，越喝越嗨，慢慢也会导致卵巢功能的失常。

后来蓝芯一边吃我开的中药，一边进行试管婴儿助孕，经过两次取卵,配成了2枚,1枚优胚和1枚普通胚,移植一次获得成功。如果她继续坚持不走试管婴儿这条路,蓝芯结果不知又会如何。

我曾有一个患者,阿烨,她一贯月经正常,大学毕业后,入职一家大型外企,因为表现优秀,一直被委以重任。5年来一直处于紧张繁忙的工作状态中,为了有更多精力应付工作,阿烨不管在家还是在公司,都是以咖啡作为主要的饮品,有时一天喝6杯,后来到了不喝咖啡就感觉非常疲倦和无精打采的程度,只能喝更多的咖啡,于是成瘾了。

少量的咖啡会刺激大脑神经的一些传递物质,使人感到精神焕发,但这只是一种短时的现象。如果不调节好生活、工作的压力和负担,只依靠喝咖啡来消除疲劳,时间久了,大脑神经功能反而因此受压制。而女性的内分泌调节系统中,垂体-下丘脑释放的促性腺激素的功能也会因为大脑神经功能的混乱而受到牵连,慢慢就容易导致月经失常。

阿烨就是因此而导致了闭经,当时如果不及时治疗,将可能因此而导致卵巢早衰,在生育上就完了。

幸亏阿烨一看大事不好,立即来到了第九诊室,我在她接受药物治疗的同时,也建议她努力把喝咖啡的习惯改掉,改为喝少量的绿茶，因为实践发现，绿茶对于卵巢功能和内分泌调节有一定的辅助作用，也有提神的作用。另外，我还建议阿烨把工作时间做了合理安排。阿烨治疗三个月后停药，月经恢复自然来潮，3个月后自然怀孕。

其实，很多日常的小习惯与我们生理功能的调节密切相关，任何事情别过度，包括饮食，过度了就可能变成疾病了。

月经正常不代表你就能生

在医学上,规范的东西不见得有效果,看一个医生是否专业,并不是看他懂不懂规范,而是看他在使用规范中是否有人性化的一面。医生应该是以规范为指南,在临床实践中根据患者的实际情况灵活运用,而不是照搬照抄。

翠兰、蓝芯她们很幸运,但紫萱就没这么好运了。

紫萱,35岁,一位时尚丽人,结婚6年,前几年为了事业终日奋斗,等到事业有成,才把生儿育女提上日程,但是半年过去了,没有任何动静。后来她主动带着丈夫一起到医院做了检查,不外乎白带、支原体、B超(普通检查)、宫颈、各种抗体(完全没有必要)、艾滋病、梅毒之类的,在经期也查了性激素,结果FSH 6.20mIU/mL、LH 5.84IU/L、E_2 185pmol/L,其他项目也没什么特别的,男方精液检查也没有任何问题。医生说可以继续备孕,并提示紫萱可以考虑做个输卵管检查,但因为怕痛,紫萱拒绝了。后来她来找我开中药调理。

在了解清楚紫萱的情况后，考虑到紫萱已经 35 岁，虽然性激素检查结果正常，但是我还是建议她抽血查了 AMH，同时又做 B 超看看 AFC 数目，结果 AMH 0.8ng/mL，阴道 B 超显示左侧窦状卵泡 2～3 个，右侧卵泡 2 个，这已经属于严重的卵巢储备下降！当然，这样的结果并非说她会很快绝经，而是她的生育时机已经不多，所以我建议她最好尽快做试管婴儿，虽然她很相信我，但是对于试管婴儿助孕，她说难以接受，要求继续等待自己怀孕。

后来我给她开了中药，又过了半年，她还是没有怀孕，再次找到我，要求做腹腔镜手术。她说这半年找了别的医生，3 个月前做了输卵管造影，提示一侧输卵管扭曲，通而不畅，另一侧输卵管近端堵塞，吃了 2 个月中药没有怀孕，所以又来找我了。但是我拒绝了，我再次让她做阴道 B 超，结果显示左侧 AFC 1～2 个，右侧隐约只有 1 个！我告诉她，现在连试管婴儿成功的概率也很低了，不能做手术，我再次建议她立刻进入试管的程序，但是她依然不接受，说自己月经一直很正常。

月经正常。这四个字迷惑了多少女性。月经正常只代表每个月有一次排卵而已，而卵巢储备不足，说明排卵机会越来越少了。而且，紫萱做输卵管造影纯属多余：

第一，如果紫萱坚决不做试管婴儿，那么不管造影结果如何，都只有两种选择，等待或者进行腹腔镜手术。有人可能会问，如果输卵管堵塞呢？堵塞不做试管婴儿就做手术啊！何必造影？如果输卵管不堵塞呢？紫萱这个年龄，多年不孕，只要有强烈的生育愿望，先手术检查，排除盆腔病变后，再等待，造影也亦属多余。

第二，如果选择试管婴儿，单从年龄和卵巢功能上看，紫萱已经完全符合条件，根本不需要造影来辅助判断。

当然，通常情况下，按照规范和规定，如果输卵管通的话，就不能直接进行试管婴儿助孕，要先做几次宫腔内人工授精，如果都不怀孕，才可以开始进行试管婴儿助孕。可是，规定是死的，人是活的。对于一个高龄女性，就不能按照这种缺乏人性和个性化的规定去做了，只要合适，为何不灵活处理呢？

人工授精的成功概率有多高呢？

目前，宫腔内人工授精的成功率不超过10%，随着试管婴儿助孕技术和成功率的提高，人工授精更只是作为进行试管婴儿助孕前的一个预处理，如果患者已经达到试管婴儿助

孕的条件，那么就不建议做人工授精；如果患者还达不到试
管婴儿助孕的条件，那么就先做1～3次人工授精，如果不
成功，自然就只能选择试管婴儿了。

紫萱，卵巢储备严重不足，输卵管一侧堵塞，一侧严重
不畅，在我建议她试管婴儿助孕时，她拒绝；而她要求我给
她手术时，我拒绝。因为她有强烈的生育愿望，我只会给她
成功概率相对高的建议。

"叶医生，我能和别人一样称呼你叶哥吗？"甜美的声音
从紫萱的嘴巴传出来，听着让人心情舒畅。紫萱是杭州出生
的，天下美女出苏杭，不知道是不是天下美声也出苏杭呢。

"没问题啊，大家开心，怎么称呼都可以。"

"叶哥，我是不是没有自然怀孕的机会了？"紫萱有些
丧气地问。"我想自然怀孕，听说试管婴儿很痛苦，我又要
上班，不能请假啊。我能不能不做试管婴儿啊？你能否帮我
做手术？我还是愿意手术。"

这个问题也是我建议患者进行试管婴儿助孕时最常被问
到的。那么，医生建议做试管婴儿时，到底还有没有自然怀
孕的机会呢？

走试管婴儿之路，身体要健康，内心要强大

我们可以用爬山来形容女性的卵巢功能。从青春期开始到 30 岁左右，属于上山阶段，能量、体力充沛，有"一览众山小"的气概；30 岁的时候爬上了顶峰，30 岁到 35 岁属于一个平台阶段，在山顶看看风景，这时的生理功能、生殖功能稳定、平和；35 岁后开始进入下山阶段。俗话说，上山容易下山难，女性的生殖功能也一样，等到 50 岁左右就到了山下，也就是绝经期了，卵巢功能彻底丧失。

在这个过程中，有一些特殊情况，因人而异。有些人没有爬到山顶就体力不支，在半山腰看看风景就准备下山了；有些人走到了山顶，但是下山没有力气，就坐着电瓶车或者缆车下山，也很快到达山脚下……这些属于卵巢功能减退，甚至卵巢功能早衰。更多的人在山顶上欣赏美景后，慢条斯理地、精神饱满地下山，这些就属于卵巢功能正常的人。

我们再用银行存款来比喻女性的卵巢储备。

有些人卵巢储备充足，就像她的银行卡存有足够的钱一样，她可以非常自在地消费，玩什么、吃什么、买什么不需要顾虑价格，只需要考虑自己喜欢不喜欢，因为她们有用不完的钱，或者可以用很久很久的钱；另外一些女性，卵巢储备不足或者严重不足，就像银行卡里只剩很少的钱，节

省着用，如仅用于吃饭填饱肚子，可以慢慢用一段时间，但是如果她非要自在地消费，就不可能了。对于这样的女性，必须好好思考，如何才能把每分钱都用在刀刃上，而不是等到一分钱都没了才重视、才着急。

所以，卵巢储备非常差又有强烈生育意愿的女性，不好好珍惜和利用自己所剩无几的卵子，是非常不明智的，而试管婴儿助孕就是一个明智且理智的选择。

很多人就是不理解这个道理，认为自己每月都有月经，应该不会卵巢早衰。她们忽略了一个重要的医学常识：女性即使只剩下一个卵子，也一样可以有一次正常的月经，而耗尽卵子了，月经就不来了。所以，每月有一次月经来，只能说明这个月有一个卵子排出而已，接下来哪天卵子排光了，你根本就不知道。对于生育愿望不高的女性，卵巢储备不足倒也不太严重，能怀就怀，不能怀就不怀，即使卵巢早衰，也只是不能再生育了，可以通过激素补充治疗来维持女性的生理，减轻绝经带来的身体不适。

对于卵巢储备已经严重不足，又有强烈的生育愿望的女性，消极地等待自然怀孕是非常不明智的。如果等待过程中真能怀孕的话，那是开心的事情，可是如果等啊，等啊，一直没有怀孕，而卵巢功能越来越差，有可能连试管婴儿的机会也失去了。所以，有较强烈生育愿望的人，建议别心存侥幸，不然后悔的是自己。

也有人会反驳，说某人身体那么差都能怀孕，为什么自己不能等待自然受孕？因为你不是她。每个有生育愿望的人都要想想自己的具体情况，不能随意把别人拿来当作参考。

当然，选择试管婴儿的话，其过程确实有些辛苦，其中的艰辛也许只有经历过的女性才知道。

第一，一般情况下，只要女性的卵巢储备充足，基本采用常规的超促排方法。在自然怀孕的促排卵治疗中，一般使用口服或者低效应的针剂促排卵，从月经的第3～5天开始用药。而为了尽量多取点儿卵子，进行试管婴儿助孕只能采用高效的促排药物，希望一批卵子同时得到刺激并同步长大。所以，即使患者的卵巢功能再正常，她也必须接受高剂量额外的激素，同时需要根据出现的意外情况进行调整和增加药物。被高效促排药刺激长大起来的卵泡，有时会失去控制，引起一些比较严重的并发症，比如卵巢过度刺激综合征。在促排监测过程中，患者需要经常往医院跑，基本上正常的生活和工作都会受到严重影响，60%～70%的患者在这个阶段放弃了工作。

第二，肉体上同样伤痛累累。吃药、屁股打针、肚皮打针、取卵穿刺等，都要经受疼痛。我曾经陪我的一个表妹完成了取卵的过程，她是多囊卵巢综合征，超促排卵促成了25个成熟卵泡，肚子因为过度刺激出现腹水和肿胀，因为她盆腔有粘连，增加了取卵的困难，我所在中心的教授亲自帮她取，而我站在表妹旁边，拉着她的手。因为只打了局麻，基本难以止痛，加上盆腔粘连，所以取卵很困难，表妹把我的手掐得留下了深深的指甲印，她痛得大汗淋漓，嘴里喊着："能不能等等？能不能等等？痛得受不了了，受不了了。"但是，取卵关键时刻，怎么可能停下来？等取完卵，我表妹因为痛完全虚脱了。

第三，除了时间的不可控制和取卵时的疼痛外，接受试管婴儿助孕的女性，心灵的折磨更是巨大。紧张、焦虑、担心、害怕等各种情绪交错，而这种心态的特殊性在于难以沟通和解释，一旦不成功，阴暗面将更加清晰地刻印在脑子里，甚至五脏六腑里。当然，也有内心超级强大的女性。

2017年3月23日，我在广东省第二人民医院生殖中心出诊，下午五点半，电脑显示已经看了125人，还有30人，这时，进来一位披头散发目测五十多岁的中年女性，要求我给她加号看看，我问她看什么问题，她说要看不孕！我惊呆了，心想：这么大了还看不孕。我说，不能加号，但是可以等我看完剩下的门诊，让她咨询。7点左右，门诊已经看完，这时，脑袋已经有点儿晕晕的，不过终于可以下班，我倒也挺开心。

我边脱掉白大褂边和助手瑄瑄及小苏苏说说笑笑，助手瑄瑄突然提醒我，"老师，不是还有一个患者等你咨询吗？"
要是瑄瑄不说，我就把这事给忘了。

"苏苏，赶紧出去找她，喊她进来。"

小苏苏刚走到诊室门口，差点儿就和迎面走进来的那位
中年妇女撞个满怀。

我示意她坐下来，想着这么大，还考虑怀孕，她肯定有
不同寻常的想法。

"请问大姐，我能帮你什么吗？"我又仔细看了她一眼，
虽然从外表感觉她年龄不小了，但又觉得她没那么大，不像
五十多岁的人。

"叶哥，你别喊我大姐，我比你小很多呢。"这位"大
姐"有点儿害羞地说。

我瞄了一下病历：宋小昕，42岁。还真比我小很多。"不
好意思啊，应该说，这位小妹。"我感觉有些不好意思，毕
竟女人最避忌被人说年龄大。

"叶哥，不好意思，我也是听网友说的，她们都喊你叶
哥，我也冒昧了。你是不是觉得我很苍老？没关系，我确实
苍老了。"宋小昕大大咧咧地说。

我问她今天要咨询什么问题，她说，没什么咨询的，就

是想请我帮忙开点儿药吃吃，正等着新的试管婴儿周期开始。助手小苏苏帮忙写病历，其实，要写好一份完整的不孕不育的病历并不容易。对于已经进行过胚胎移植的患者，不管成功和失败都需要记录很多问题，除了一般的病情描述外，还需要记录因何原因去做试管婴儿，试管婴儿的促排方案，从配成胚胎到养成囊胚的情况，移植情况等；而对于没有移植的患者，还需要写上不移植的原因。

我看着满满两页纸的病历，初步知道了宋小昕的经历：

1. 不孕 16 年。从 26 岁婚后一年开始不孕。

2. 吃了一年多中药，基本都是找当地最有名的官方中医专家治疗。一些处方里有蜈蚣、水蛭等有毒之物，还有一些处方里有附子、肉桂、鹿茸等温阳之物。

3. 2003 年，做了输卵管造影，结果显示双侧输卵管通而不畅，接着就是一年的灌肠、服西药、吃中药过程。但她提供的旧造影片显示双侧输卵管是通的，可远端有明显的积液，属于不完全积液（这种情况采用药物治疗基本上极少能怀孕，因为伞部大部分已经闭合，捡卵功能基本丧失）。

4. 转看西医，检查显示支原体阳性，慢性输卵管炎，接着是 4 个月的抗生素治疗。第 5 个月复查，支原体还是阳性，

医生说可以不用治疗了。（有关支原体问题前面已有论述）

5.又换了医院，医生认为输卵管不好，进行了通水治疗。（我觉得，通水只适合于在腹腔镜下操作，没有在腹腔镜下进行的通水治疗很可能成为致病因素，并且如果输卵管已经积水了，再通水只能加重积液而已。有传言说通水可以通开积水，让积水流掉，但输卵管伞部还是失去功能的，即使水没有了，一样极难有捡卵的能力。）

6.2007年秋天，开始了漫长的试管婴儿之路。为了怀孕，她尝试了国内外很多家医院，经历了长达10年的试管婴儿助孕历程，总共取卵10次，共取卵138枚，移植18次，没有一次着床。（这个过程，身心的折磨和长期失败的打击多少人能够承受呢？）

这次小昕前来找我，把最后的希望寄托在了中医上。可惜我还是打击了她。

"小昕，你3个月前的性激素报告提示FSH已经达到58mIU/mL了，AMH 0.01ng/mL，你已经处于绝经状态，可以说，你已经没有卵了。作为医生，我只能实话实说，不要再折腾了，好好养好身体，把精力、金钱用于别的方面吧，我会开中药给你调养调养。"我严肃地对她说。

"我知道啊，叶哥，所以我才找你的，我还要坚持，我没有卵了，但是已经计划走赠卵方式，我相信我会成功的。谢谢你的好意！"小昕竟然还这么自信，我不知道是什么让她这么顽强地坚持着。

拿了我开的药，临走时，小昕拿出一张16年前的素颜照，说："叶哥，你看我年轻的时候是不是挺美的啊？"

我一看，确实很美，简直就像中戏的校花，难怪她隐约中还有一些美丽的痕迹。只是不孕不育的艰辛历程，让她早早地枯萎了。

我知道女性在生育上的执着、顽强、毅力。可是，她们能得到社会及亲人的理解和支持吗？她们可能白天强装笑脸，但黑夜里的伤心哭泣，谁能听见？

宋小昕来我这里看了2次之后，就再也没来复诊了，3个月后，她在我微信留言，说放弃了。

腹腔镜手术究竟是天使还是魔鬼？

宋小昕的顽强是值得赞扬还是应该惋惜，已经不重要了，重要的是，我从中发现了一件很不解的事：在宋小昕几本厚厚的病历和她自己的记忆中，竟然没有"腹腔镜"三个字，另外，当我问她是否做过腹腔镜时，她竟然问我："腹腔镜是什么？我不知道，从没有医生提起过。"

我很遗憾，教科书里明明写着，腹腔镜检查是不孕症常用的检查手段，也就是说，只要不孕了，这个检查技术是完全可以使用的。可惜的是，当今医学分科、分专业，使本来一体的技术也被活生生地分割开，腹腔镜被列入了手术范围。很多中医不参与手术，也不懂手术，即使西医也是内分泌专业医生的事，但他们也不从事手术操作，这些医生们对于腹腔镜的意义非常不重视，甚至持反对态度。而从事手术的医生，也只是一心做手术，至于术后助孕的问题又转交给不孕不育专业的医生，而两者很少沟通。

生殖中心的试管婴儿医生也只盯着B超里的卵泡，显微镜下的卵子、精子，最多也就是关注一下子宫内的环境，同样把宫外环境对生育的影响忽略了。

打个比方，如果把受精卵比作一个人，把子宫比作一套房子。当受精卵进入子宫时，需要子宫有一个良好的环境，就像我们搬进新家时，需要把房间整理得干干净净一样，这样才住得舒服。但当初买房子的时候，不能只关注套房里的情况吧？会先看看房子在哪个小区、交通方便不方便、生活设施好不好、环境绿化美不美等，外面觉得可以了，你才会开始看房子里面的情况，最终满意了，才买下来搬进去住。

胚胎移植、种植也是一样，子宫内的环境固然重要，子宫外的环境有时比宫内的还重要。

晓晴，因为双侧输卵管堵塞，于2014年初在某生殖中心做试管婴儿。按她的条件，本来成功率应该很高，可惜连续移植了3次质量好的囊胚，均未着床。剩下可移植冻胚2枚。中心也找不出很好的依据来说明为什么不成功，只能让晓晴找中医调理一段时间，继续找时机进行移植。

晓晴找到我，我给她做了分析。她各方面条件确实都好，性激素、卵子、胚胎都不错，子宫也没发现什么问题，男方精子也正常。在第二次移植失败后，她也按照中心的要求做了宫腔镜检查，没发现问题。

按照一贯的经验，我估计晓晴可能有子宫内膜异位症，并且属于盆腔深处腹膜型子宫内膜异位症，基本上无法通过非手术方法发现，B超、妇科检查、CA125（肿瘤标志物之一，临床上主要与卵巢癌的发生有关）这些指标都不能说明问题。因为还有两个冻胚可以移植，我建议她做一次腹腔镜检查。

半个月后，晓晴前来复诊，说已经和试管婴儿医生沟通好了，医生一开始说做腹腔镜没什么意义，即使有子宫内膜异位症，在移植的方案中已经考虑了，但是如果晓晴自己要求去做，也可以。

对于进入试管婴儿程序的患者，一切做法都必须以试管婴儿医生为主，其他都只能做参考，与试管婴儿医生沟通后，如果试管婴儿医生坚决否定，那么就别坚持；如果试管婴儿医生不支持也不反对，那么有些处理就值得去做，腹腔镜就是这样。

我本来建议晓晴在她进行试管婴儿的医院做腹腔镜手术，但是她坚持要我帮她做，我也不好拒绝。2014 年 6 月某天，我帮晓晴做了腹腔镜手术，术中发现晓晴的盆腔严重粘连，卵巢被一层层薄膜样的粘连组织包裹起来，卵巢处于慢性盆腔炎的环境里，其功能或多或少也会受到影响。在分离粘连后，又发现晓晴的盆腔深部有散在的紫蓝色、褐色的斑块，这就是影响正常怀孕最重要的病根——腹膜型子宫内膜异位症。

如果不是这次手术，晓晴和医生永远不知道肚子里的这些病变，而这些病变虽然并非晓晴连续移植不成功的直接原因，但是也有密切关系。

术后晓晴问我，既然手术已经处理了病变，能否尝试自己怀孕呢？如果晓晴不是做试管婴儿，那么只要术后第一次月经后就可以自然备孕。但是，晓晴还有2个冻胚，如果不尽早移植，而等待数月的自然怀孕一旦没有怀上，有可能子宫内膜异位症就会复发，再移植的话，很可能再次失败。

我给晓晴的建议是：一出院就联系试管婴儿医生，尽快进入新的移植周期。手术处理了晓晴的盆腔问题，创造了一个干干净净的子宫外部环境，可以让胚胎安安静静、轻轻松松地在子宫里"落地"发育，所以术后尽早移植是明智的，这就是手术的目的。另外，万一移植还是不成功，还可以尝试自己怀孕。

既然已经明确有盆腔子宫内膜异位症了，晓晴出院后回中心复诊，试管婴儿医生就按照子宫内膜异位症的移植流程开始了新的周期。

其间，晓晴继续来我的门诊挂号，我也继续给她进行新移植周期的中药辅助治疗。终于，2014年8月28日，晓晴把剩下的2枚冻胚移植了，12天后，晓晴自测验孕棒两杠，

第 14 天回中心"开奖"，HCG 1210mIU/mL，E_2 980pmol/L，P 89.6ng/mL，我告诉她："可能是双胎啊。"八个半月后，晓晴剖腹一对龙凤胎。

作为不孕不育症常规并且很重要的检查手段的腹腔镜手术，很多人对此存在一些顾虑，担心腹腔镜手术会伤了卵巢，这种担心究竟有没有依据？其实，"腹腔镜手术伤害卵巢"的传言来源于某些不懂腹腔镜手术的医生或者某些不接受现代医学技术的中医，也来源于网络上的不实传言。

在不孕症的诊疗中，腹腔镜手术以其创伤小、失血少、恢复快等优点受到医患双方的青睐。其主要作用是诊断和处理输卵管和盆腹腔病变，是证实盆腔粘连和子宫内膜异位症最有效的方法，在解除不孕病因、提高试管婴儿移植成功率、改善妊娠结局方面效果显著。很多人之所以谈"腹腔镜"色变，是担心手术的各种风险，更担心腹腔镜手术会降低卵巢储备功能，从而引起生育力的下降。腹腔镜手术真的会引起卵巢储备功能下降吗？非也！腹腔镜手术术式不同，其对卵巢储备的影响也不同，大体分为以下几方面。

第一，卵巢病变需要手术的女性，可能受影响。

比如巧克力囊肿、畸胎瘤、囊腺瘤等手术。因为手术需要切开卵巢剥离病变组织，确实会对卵巢皮质造成一定的影响，可能导致以后卵巢储备功能下降。另外，如卵巢巧克力囊肿剥除术，内膜异位囊肿常与卵巢皮质粘连，层次不清，剥离过程中有可能切除部分正常卵巢组织。此外，术中渗血，电凝止血的概率增加，卵巢热损伤的机会也可能增加，过度电凝可造成卵巢组织热损伤，并可导致卵巢有效血供减少。因此，对于未婚的、尚有生育考虑的女性，或者不孕不育的女性，需慎重选择，至少在术前应先评估卵巢储备功能。

2016 年，我总共接诊了 8 位单侧或双侧巧克力囊肿的术后患者，经过检查，发现她们术后卵巢储备功能都严重不足，有 3 位甚至已经出现了卵巢早衰。她们术前都没有评估卵巢功能，医生也只看到囊肿，因为没有术前检查资料，她们这种状态只能用两种原因解释：一是她们术前已经是卵巢储备不足了，手术的损伤加重了储备的下降；二是她们术前卵巢储备正常，因为手术的原因导致储备下降甚至早衰。

一个专长于生殖临床的医生在决定对一个巧克力囊肿患者是否进行手术时，首先考虑的是卵巢功能而不是囊肿大小。如果术前发现卵巢储备已经不足，那么是否做手术就值得好好深思了；如果术前卵巢储备很棒，那么术中注意保护就可以，不会导致严重的影响。

另外一种可能影响卵巢功能的腹腔镜手术是卵巢打孔术，它主要用于多囊卵巢综合征的诱导排卵。它是通过破坏卵巢组织来达到加强优势卵泡的发育的目的。没有明确证据可证明多囊卵巢综合征患者接受卵巢打孔术会导致卵巢早衰或卵巢储备功能降低，当然结果与手术操作有关，如果患者本身没有多囊卵巢综合征而进行了卵巢打孔术，那么就可能导致卵巢功能损伤，或者确实是多囊卵巢综合征，但手术操作方法不对，如打孔过度，会破坏卵巢过多的皮质，从而导致卵巢功能下降。

有一位 27 岁的不孕女性，月经后期，在某医院做了腹腔镜下卵巢打孔术和双侧输卵管造口术，术后 3 月转诊。我仔细看她提供的术前资料，她其实是卵巢功能减退，不是多囊卵巢综合征，而造影提示双侧输卵管远端积液。

手术的决定是对的，因为患者不想做试管婴儿，但是做双侧卵巢打孔术就不对了！手术只会雪上加霜，加速卵巢功能的减退。果然，我给她查了 AMH，数值只有 0.56ng/mL，做了阴道 B 超，AFC 左侧 2 个，右侧 1 个，严重的卵巢储备不足。幸亏她及时转诊了，没有继续听原主治医生的建议做促排的治疗。

对于真正的多囊卵巢综合征患者，只要接受腹腔镜手术，医生都会注意保护卵巢的功能，手术的话每侧也只打 4 ~ 6 个孔，并且都是按卵巢实际情况而定的。随着试管婴儿助孕成功率的提高，单纯的多囊卵巢综合征腹腔镜打孔术已经慢慢减少了，多数只是因为别的原因而选择手术，顺便处理而已。

多囊卵巢综合征不孕患者的常规助孕步骤是：体重的维护—中西药调理身体—适当的普通促排卵治疗—试管婴儿助孕。

第二，盆腔炎性疾病手术，多数有助于保护卵巢功能。

输卵管积水包裹粘连、盆腔积液过多等盆腔炎性疾病（包括盆腔结核）会导致卵巢储备功能下降，因此，对于盆腔粘连、严重的输卵管积水或盆腔积液多，应尽早处理，以免这些炎性病变进一步损害卵巢功能。对输卵管积水的腹腔镜下处理方式主要有输卵管造口术、输卵管切除术、输卵管近端阻断术。输卵管造口术及输卵管近端阻断术这两种手术均不影响卵巢储备，处理了盆腔炎症粘连后，卵巢功能也会得到保护。而输卵管切除术如果处理不完善则可导致同侧卵巢的供血减少，可能会影响卵巢功能，但这种影响在绝大多数情况下可以忽略，除非切除输卵管时出现手术意外。

有一位29岁进行试管婴儿的患者，被诊断为卵巢储备不足（AMH 0.26ng/mL，AFC左右各1）和输卵管堵塞，经过4次的自然周期取卵，配成了2个珍贵的优胚，可是发现输卵管积水经常反流至宫内而影响移植，所以决定在移植前做双侧输卵管结扎。

手术中除了发现输卵管积液外，还发现盆腔广泛存在膜状粘连，两个卵巢被一层一层薄膜样的粘连组织包裹起来，里面积存着很多黄色炎症性液体，而卵巢就这样长期泡在这些脏水里。

手术处理后，患者选择时机移植，但是未能成功。在准备新的促排周期时，患者复查时 AMH 竟然为 1.56ng/mL，AFC 左右各有 3 个！又采用普通促排方法，最终取卵 7 枚，养成囊胚 4 枚，再次移植，终于获得成功！也就是说，手术本来是为了创造移植的时机，没想到阴差阳错处理了病变后，还提升了卵巢的功能。

第三，对于其他不碰触卵巢的术式，如腹膜型子宫内膜异位病灶电灼、宫腹腔镜下输卵管介入再通、子宫肌瘤剔除等，均不影响卵巢储备。

所以，总结腹腔镜对卵巢影响：1. 卵巢本身进行了手术，可能会影响卵巢的储备，所以术前必须评估卵巢储备情况。2. 对盆腔粘连、输卵管积水进行的手术或介入再通、腹膜型子宫内膜异位症病症电灼、肌瘤剔除等手术，不影响卵巢储备，甚至有助于卵巢功能的保护。3. 输卵管切除，大多数情况下没有影响，出现手术意外可能影响。4. 术前卵巢功能的评估、手术医生的经验和操作非常重要。临床妇科医生和生殖科医生难以紧密联系起来，而不管中医还是西医，这种联系恰恰是不孕不育症诊治中非常关键的环节。

违背行医理念的操作是医生最大忌

其实，很多时候，医生也很为难，毕竟在医学上各种可能性都有，任何建议都只是相对的，不是绝对的。

作为临床医生，根据患者提供的资料和具体情况，依据自己的经验和技术给予相对合理的建议，也只能到这一步了。如果不是因为生育困难，估计超过80%的不孕不育患者都不需要任何医学干预，不孕不育只是一种功能失调的状态，并不等于自身有什么毛病，可惜很多人不理解这一点，患者还有很多医生都觉得应该先医好病，才能怀孕。

可是，有多少妇科疾病是可以医好的？手术有时不但没用，反而是一种浪费。

"叶哥，你能不能帮我做手术？我愿意接受手术，我真的不想去试管！"紫萱着急的语调把我从沉思中唤醒过来。

紫萱就是盆腔粘连、输卵管积水而已，其实手术很简单，我答应她完全符合诊疗常规，但是紫萱的目的是怀孕，而不是为了处理肚子痛之类的问题。如果是因为盆腔炎导致长期肚子痛、腰痛，那么我会毫不犹豫地答应给她做手术，因为处理盆腔病变后，极有可能让症状减轻甚至消失，也就是说，这个手术非常值得做。

可是紫萱手术的目的是怀孕，而作为医生的我深知，即使手术做得很完美，紫萱自然怀孕的概率依然很低，手术只是提供一个自然怀孕的条件而已。而术后长时间等待自然怀孕，会让已经开始明显下降的卵巢储备继续下降，等到哪天出现了卵巢早衰，连试管婴儿的机会也就丧失了。所以，从解决生育这点看，手术的意义不大。如果紫萱年轻，卵巢功能储备良好，那么同样的手术就值得去做，而现在已经等不起了。

"紫萱，你这个手术虽然不复杂，但是我还真不能给你做，试管婴儿是你最好的选择。如果试管婴儿过程中，因为积水影响到移植，到时再进行手术处理这个问题也不迟。"

"这样吧，既然叶哥不给我做手术，那我去找别的医生做，做完能不能回来找你开中药呢？"她还真是死脑筋，我也难以再找出可以说服她的理由了，只能说："没问题，随时可以找我开中药，你回去还是好好再想想吧，试管婴儿是让你怀孕最好的方法。"我有点儿无奈了，但作为医生，还是必须唠叨唠叨。

后来，紫萱是带着非常遗憾的心情离开第九诊室的。走到门口, 她还转过身来对我说: "叶哥, 节日快乐!" 唉, 当天是情人节, 可是对有生育障碍的紫萱, 估计没心情过这个节日吧。

我看着紫萱走出诊室, 知道她的无奈和无助, 我真的很想把她喊回来, 对她说: "我答应帮你做手术。" 但是, 我做不到, 这违背我行医的理念: 帮她做, 满足了她的要求, 但可能伤害了她; 不给她做, 其实是在帮她。

后来很长一段时间, 紫萱没有再来找我, 每次患者都是那么多, 慢慢地我也忘记了紫萱。

冬天南国花城依然是枝繁叶茂、绿草茵茵, 一派春天的气息。但如春的羊城并没有给生殖困难者带来如春的心情。

2012 年 12 月 15 日下午, 紫萱的名字再次出现在第九诊室夜诊的电脑屏幕上。

夜诊时, 当紫萱再次踏进第九诊室, 我看到的已经不是年初那位美丽的魅力少妇了, 而是一位面容憔悴的大妈, 头上还多了些许白发, 我知道她这是长期折腾的结果, 也知道她内心的难受和焦虑。

我微微一笑, 示意她坐下, 用关心的眼神看着她, 等她先开口。

她坐了下来，左手轻轻地把额头前面的刘海往后拨开，几根白发刚好被耳朵挡住了。虽然憔悴，但是紫萱隐约还是散发着曾经美丽的神情。

她还没开口说话，眼眶已经开始湿润了。我做了二十多年妇产科医生，最怕的就是看到有人在我面前流泪。我轻轻地拍了拍她的肩膀，问她："紫萱，怎么样了？今天需要叶哥提供哪方面的帮助？"

我看到紫萱的手在发抖，她拉开手提包，拿出一张报告单给我。是性激素和AMH的报告单，FSH 32.12mIU/mL，AMH 0.08ng/mL，接近绝经了！难怪她这么伤心。

原来，在我拒绝给紫萱手术后，她找了另一家医院的妇科医生做了宫腹腔镜联合输卵管再通术，术中疏通了一侧输卵管，另一侧输卵管近端堵塞得无法疏通。术后，主刀医生建议她尽快怀孕。"尽快怀孕"这四个字，不知给多少术后的女性带来了巨大的思想负担和压力！

谁都知道，不管什么样的手术，术后只能放松地等待，没有别的捷径可走，作为医生，应该把术后继续随访治疗并交代患者尽量放松心情作为首要任务，而不是简单的一句"尽快怀孕"！试想，哪个不孕症患者不是想尽快怀孕？

术后紫萱并没有放松，而是尝试各种所谓的积极方法，她记住了主刀医生那句"尽快怀孕，不然很快就堵回去了"，从此开始了更加焦虑紧张的生活。每天要么关注白带拉丝没，要么关注体温升高没，要么担心这月怀不上，下个月输卵管就堵住了。

其实，白带拉丝是女性排卵期的正常现象，并非有拉丝就有排卵，没有拉丝就没有排卵。曾经有一位女性，不孕2年，细问才知道夫妻2年内同房不到5次，而且不是因为两地分居，也不是因为身体有什么不适，而是她每月都关注白带是否有拉丝，有的话就同房，没的话就不同房，说同房了也没什么意义！我知道后哑然失笑，边笑着边和她解释拉丝与排卵的关系。虽然两年不孕，但她的情况不属于医学不孕范围，只是未孕而已，建议她不做任何检查，不用太在意拉丝的问题，小两口多同房就可以了。3个月后，她微信告诉我，已经怀上了。

紫萱本来就比较焦虑、情绪化，术后满怀希望，但过于焦虑紧张，反倒引起了排卵的异常，本来月经也算规律，可是术后第一个月开始，"大姨妈"突然紊乱，量也越来越少。就这样过了3个月，她还是没有怀孕，在网友推荐下到处寻访中医"名医"，吃各种补药、偏方，又折腾了将近8个月，肚子还是没有动静，其间还有医生给她促排治疗。要知道，对于卵巢储备已经很差的人，促排简直是落井下石。

"叶哥，都怪我当初不听你的建议，要是当初选择试管婴儿的话，说不定孩子就要生了，现在我已经卵巢早衰了，没希望了。"紫萱呜呜地哭出声来。

在生殖道路上努力奋战的各位女性，其实都多少懂点儿专业知识，有的甚至比普通的妇科医生知道的还多。我理解紫萱为何落泪。

当然，作为生殖专业医生，我知道，即使女性绝经了，还是有机会解决生育问题的，那就是赠卵！就像男性没有精子或精子不合格，可以找精子库一样（可惜目前还没有卵子库）。

但是，因为涉及法律、伦理等，赠卵方式在国内依然是杯水车薪，如果到合法的赠卵试管婴儿中心等待，需要等待3～5年，因为乐意把自己多余的卵子捐出来让别人使用的女性实在是太少了。

好在紫萱还年轻，35岁，即使自己没卵了，通过正规途径等待赠卵，应该还是有一线希望的。我安慰她，让她选择等待赠卵的方式。

紫萱突然说："叶哥，你写的《怀得上，生得下》里面不是有个姑娘，她都绝经了，FSH 大于 100mIU/mL，都有机会生孩子，我真的没有希望了？还能不能试管？"

说实话，那个姑娘怀孕纯属意外，理论上已经没有机会了，但就有奇迹出现，可这种意外的事情不能当常规和参考。

我突然不知道如何回答紫萱，要说没机会吧，还真的一切皆有可能；要说有机会、有希望呢，确实又像大海捞针一样。

我告诉她："紫萱，不能说没有机会，但是你要做好没机会的心理准备，进行试管婴儿助孕不是不可以，但是，因为你的卵子已经几乎没有了，所以成功机会也非常渺茫。当然我们可以尝试。"

年初时，虽然紫萱卵巢储备已经明显不好，但是两边卵巢还是有卵泡可取的，加上年龄也不算很大，取到的卵子老化也不明显，所以配成优质胚胎移植，还是有机会的。但是紫萱现在的激素水平，估计要取到一个卵子都难。但是再难，只要不放弃，就可能真有生机突然出现。但现实必须面对，卵泡越少，意味着越高投入、越低回报，甚至没有任何回报，还要倒贴。有了这样的心态，紫萱再去和生殖中心负责做试管婴儿的医生沟通，否则医生是会拒绝的，因为成功率确实很低。

紫萱慢慢恢复平静后，说她想试试，我告诉她，关键需要和进行试管婴儿助孕的主治医生好好沟通，必须强调自己的生育愿望有多么强烈，并且要明确地向医生告知自己已经知道成功率非常低，但自己愿意尝试。不然的话，医生估计会拒绝她，因为试管婴儿医生也希望他手上的患者成功率高些，出于专业上的考虑，还有制度和规则方面的考虑。所以，当试管婴儿要求被拒绝时，要心平气静地和生殖中心医生好好沟通，毕竟医生也是人，制度归制度，人情总是有的。

紫萱又问："叶哥，能不能开当时你开给那个姑娘的药给我？"

中医的原则是辨证论治，处方用药因人、因时、因地制宜，不同的人可以用同样的方药，前提是他们的证是一样的。但是，如果证不同，处方也就不一样；同一个人，在不同时段，身体机能有不同的变化，处方用药也不一样。这就是中医的灵活性。

我给紫萱摸了摸脉。

因为是冬天，加上她紧张、焦虑、伤心，气血流通不好，血液循环减缓，四肢远端部位供血不足，所以她的手有些发凉，这种凉并非中医讲的阳虚内寒，而是肝气郁结、气血流通不畅所致。

紫萱的脉象沉细带数，舌象是色暗红、苔干，属于阴津不足，考虑为长时间肝气郁结，暗耗肝阴，肝肾阴虚，属于热而不属于寒。当我告诉紫萱是阴虚内热时，她一再提醒我，原来看的中医都说她宫寒！

又是宫寒！

既然紫萱相信我，我就直接告诉她，以免她纠结宫寒问题："紫萱啊，你不是宫寒，你是宫热！"

阴虚内热的经典中药方剂是六味地黄丸，不过紫萱的阴虚明显，考虑为长期未孕，肝郁化火，损伤肝阴，所以清虚热不是主要治法，滋阴养肝才是主治。辨证是中医诊治的基本思想，不管如何变通，都离不开这个基本法则。

我给紫萱开了处方：六味地黄丸加二至丸，加甘麦大枣汤，再加丹参和枳壳，三条古方合为一起，滋养肝肾、清虚热、养心安神。一味丹参，胜似四物，意思就是丹参这个药，可以等于中医补血活血的经典方药四物汤了，再加上枳壳能疏肝理气，完全符合紫萱的中医病因、病机。

开完处方后，我让紫萱去生殖中心继续和医生沟通是否可以进行试管婴儿助孕的事情，并嘱咐她吃完两周中药后复诊。

看着紫萱从诊室离开，我内心有些惭愧，为什么我当初不果断地劝她，给她再详细地做一些解释呢？也许她就不会走冤枉路了。

远离生殖健康"五大祸害"

现在，发生不孕不育的患者越来越多，而导致人类生殖障碍的原因有以下几种，有些是可以自己控制的，有些则不能。

环境污染

大气污染、室内污染、家具污染，到处都存在污染，哪家没有几种电器，电冰箱、电磁炉、微波炉，还有路由器、手机、电脑、各种视听产品等，小小的空间有太多电离辐射。高科技并不能给人类带来健康。对于有生育考虑或者已经存在生育困难的人，尽量减少接触这些有电离辐射之物，把握好一个度，有度就有节，有节就不会影响健康。

不安全、不健康的饮食

现代生活、工作节奏都很快，很多人难以待在家自己做饭，或多或少都会叫外卖，但为了健康、为了生育，还是自己煎煮吧。不安全、不健康的饮食不仅是食物来源不安全，还有更多人存在一种无知的做法——"挑食"，意思就是，今天听某某说这个东西有助于怀孕，接着天天吃这个；

明天听某某说另一个东西有助于调节内分泌，接着又天天吃那个；后天又听说某某吃了某个东西，生了个大胖小子，又转去吃那个了，就这样甘愿受人摆布，迷失了自己。

门诊上，我很反感的一类问题就是"医生，我现在促排卵，吃点儿什么有助于卵泡发育？""医生，我明天要手术（要移植了）吃什么有助于着床成功？""医生，我昨晚吃了几口大白菜，会不会导致停胎？""医生，我上周吃了一个苹果，会不会影响内膜？"……

没知识，真可怕。但有"知识"，一样可怕。

怎么说好呢？如果有食物可以促进卵泡的发育，那还要促排的中药、西药干吗？自己在家吃食物就可以了。如果吃什么食物有助于着床，吃点儿东西就能解决，那不是对实验室胚胎学家们很大的讽刺吗？如果吃几口大白菜就导致停胎，就不用人工流产了，不想要孩子，多吃点儿大白菜就可以了。如果吃苹果能影响内膜，那么诸多功能失调性子宫出血和内膜癌的患者就有福了……

为什么这些简单明了的常识，竟然会有那么多人不懂？而偏偏有些人就喜欢散布这些，说什么食疗啊、保健啊、预防亚健康啊……还不是因为利益？偏偏有很多人就是迷恋这些，且一边迷恋一边怀疑，让人哭笑不得。一句话，如果生殖问题都可以从饮食上解决，还要生殖门诊做什么？

疾病因素

比如很严重的遗传疾病或者内科疾病，当然很多妇科疾病最终也会导致不孕不育，这里就不多说了。

生活、工作压力引起的生殖、内分泌功能失调

问一句，当今有多少女性可以在晚上 11 点前上床入睡？有多少男性可以晚上 12 点前上床入睡？现在多数人大部分时间都处于快节奏中，吃饭没规律、工作没规律，甚至连上厕所也没有规律。就连医护人员也成了不孕不育的高发人群，别以为医生、护士懂医学知识就没事了，事实上，我们也是生活、工作最为混乱的群体。

普通病房护士，日平均上班步数超过 8000 步，而像我这样的医生，一天门诊下来，步数一般不超过 400 步，也就是上一次洗手间的距离，晚上好不容易在家里坐下来，各种任务、考核、文章、标书等事情又来了，让人无法静坐休息，只能在灯下继续奋战。长期处于这样的状态，健康问题、生殖问题都出来了。其实哪个行业不是一样的？且活且珍惜，且工作且珍惜吧。

不良的心态和性格

一个心态阳光、性格开朗的人，其身体状态也基本正常，当然心态灰暗、性格沉默的人也并非就有健康、生殖问题，大多数也都能正常地生育。但是事实上，生殖障碍的人群中，很少能找到性格真正阳光的人，他们或多或少都有灰暗的一面，并且这种灰暗的心态经常被家人和医生忽略。所以她们就容易变得更加灰暗，生育问题也就更加困难。与其说不好的心态和性格是不孕不育的诱发因素，不如说两者是一对患难与共的孪生姐妹，互相影响，互为因果。目前，国内各生殖门诊和中心，心理医生的介入几乎为零，这是生殖医学的严重缺陷。当然，或许不久就能改善，生殖医生和心理医生携手合作，就是生殖医学的另一个春天。

先把身上多余的肉减掉

"请第59号陈晶晶到第九诊室就诊。"紫萱刚走出诊室，外面就诊呼叫继续响起。

陈晶晶，28岁，身高一米六，体重当时却达85千克！

从青春期开始，她的月经就没规律过，基本上都是1～3月来一次。13岁初潮后开始的3年，她以为是处于青春期的原因，也就没有格外注意，当时的她也没有肥胖和其他健康问题。

18岁那年，因为有了一次长达半年不来月经的经历，晶晶开始找医生看诊。做了性激素检查，FSH 6.23mIU/mL，LH 10.57IU/L，其他激素水平均正常，医生判断她是多囊卵巢综合征，并对她说如果不治疗的话，以后很难怀孕。既然医生都这样说了，晶晶就开始了正规的治疗，很简单，接下来就是长达4年的短效避孕药治疗！

多囊卵巢综合征属于终身性疾病，也就是说，基本是难以治愈的。既然是终身性疾病，长达4年的连续激素治疗有何帮助呢？反倒让晶晶本已混乱的内分泌调节变得更严重。

首先，晶晶的体重在这4年中暴增25千克！而医生还一味指责晶晶不减肥。晶晶哑口无言，不是她不减肥，而是减不了，为何减不了？天天吃避孕药，4年不断地吃，能减肥成功吗？

4年过去了，月经还是经常不来，曾经美丽清秀的晶晶后来变成了臃肿的肥妞，幸亏晶晶性格外向开朗，她没有因此而伤心郁闷，只是一直想着医生那句话："如果不医好这病，以后就不能生孩子。"对西医失望后，晶晶又找了中医，吃了2年中药，竟然有1年一次月经都没来。

我问她："你不来月经，医生不知道吗？"

"知道啊，每次我都告诉她，她说继续吃中药。"

不管中医、西医，给晶晶的治疗都正规，但这样治疗有必要吗？

书上（或者行业规范）讲，短效避孕药确实是治疗多囊卵巢综合征主要的方式，但是如果都按书上讲的来治病，那要医生干什么，每个人对着书就可以自己当医生了。医学强调个性化，同样的疾病在不同人身上，治法可能完全不一样。多囊卵巢综合征既然属于无法根治的疾病，那么很多治疗也就是多余的。长期的实践也让我深思：流行的传统治法真的合适吗？

按照常规治疗，使用短效避孕药是为了降低女性过高的雄激素，通常用一段时间后，雄激素水平可能会下降，用药期间月经每月都会来，但是停药以后呢？我的追踪随访结果是，停用短效避孕药后，月经最短回复原来状态是第二个月，最长是 5 个月后。也就是说，短效避孕药对月经的调节只起到短期的疗效而已，停药后，症状迟早会复发。对于一个还没生育的年轻姑娘，这样长期的治疗害大于利。

晶晶吃了几年避孕药后，病情比治疗前更加严重了。当然，医生对她进行长期的避孕药治疗没有错，这是行业或者医学的规范治疗，错就错在治疗的时机不对。如果晶晶已经成年，为了生育，确实可以使用短期的避孕药调节激素后，尽快促排卵治疗，以获得怀孕的机会。那时不会有任何人对此产生怀疑。

有人可能会问："那对于年轻没有生育考虑的患多囊卵巢综合征的姑娘来说，月经这么紊乱，怎么办？"

多囊卵巢综合征的治疗非常个性化，年龄、生育要求、月经情况、激素水平、身高、体重等，都需要纳入考虑范围，而不能仅仅看雄激素高不高、卵巢有没有多囊样改变。

对晶晶当年的情况，给予长期的短效避孕药治疗虽然是对的，但是没有用。医学上的治法，"对的"不等于"有用"，"不对的"不等于"没用"。所谓的"对"就是符合医疗常规，所谓的"不对"就是超出医疗常规之外。每个人的状况都不一样，同样的病发生在不同人身上，治法怎么可能一样？早在数千年前，中医就讲究并强调诊治疾病要"因人、因时、因地"制宜，简单地说，就是依据人性化和个体化原则。

　　在我看来，晶晶当年能让月经来就可以，不需要保持每个月都能来，每隔一段时间（两个月到两个半月）来一次就行；如果没来月经，就服用孕酮3～7天进行催经即可，下一次也一样。这样就避免长期服用避孕药了，也能确保每年来几次月经，等到需要生育了，再考虑是否用避孕药短期调月经后，给予促排卵助孕。这样的方法肯定不属于医疗规范范围，但是对于青春期女孩月经老是不来的，是可以这样治疗的，并且实践也充分证实这样做是有好处的，无论从内分泌的调节上，还是从年轻患者心理接受度上，都可以体现出来。当然如果在这个简单治疗过程中，加上合理的中药治疗，可能有意想不到的疗效。

　　这些都是马后炮了，只能希望其他的女孩子不要再走这样的路。

　　再说晶晶，她结婚后，发现西医看不好这病，就找了中医，接下来的4年时间，晶晶就是在服用各种名方、偏方、经验方中度过的，其中的中药方剂基本包括了中医中药的各种治法：补肾健脾、滋养肝肾、清热解毒、活血化瘀、疏肝理气、温阳暖宫……全都用了，可是没有任何改变的迹象。

　　在1年前，她又转看西医，接受了6个月的促排卵治疗，口服药物3个月无果，接着连续3个月又进行打针促排，一次因狂长卵泡15个而放弃，另一次控制好促排，有2个成熟卵泡，但是打破卵针[1]那天感冒发烧，接下来5天咳嗽发作，也就失去怀孕机会。还有一次，打针后，她丈夫有公务必须出国，又耽误备孕了。就这样过了1年。

　　半年前第一次就诊，我了解了晶晶所有的治疗过程后，问她："晶晶，医生没建议你减肥吗？"

　　"有啊，可是我减不了，喝水都胖！"

---

[1] 破卵针是促进成熟卵泡破裂排出卵子的针，目前使用的一般有两种：一种是人绒毛膜促性腺激素（HCG），一般可以在卵泡成熟时一次性肌注6000～10000单位；另一种叫作促性腺激素释放激素类似物，简称GnTH-a，如达必佳（曲普瑞林）。

喝水都胖，意味着晶晶的内分泌脂代谢已经非常混乱，之前接近十年的治疗非但没有给晶晶带来一丝的好处，反而引起了更多的问题。

为什么对医生的建议，很多患者常常难以做到呢？答案就是，患者知道建议，但他们根本不知如何正确地实施。

当然，医生也有苦衷，比如像我，一次门诊基本都看超过100个患者，绝大多数患者属于不孕不育，很小一部分患者患有其他妇科疾病。而把时间分给这些人，每人能有多少时间来沟通呢？当然，在可能的情况下，我们医生都会简明扼要地交代关键事情。

我又问晶晶："输卵管检查了吗？"

"没有啊，医生没交代过。"

晶晶的回答也很现实，即使是一些看不孕不育的医生，也会忽略生育问题的整体性，往往只针对当前发现的某个问题治疗，后来发现达不到效果，才想起原来还需要其他的检查。

既然晶晶已经4年不孕了，虽然已经得知排卵有问题，但是万一输卵管也有问题呢？判断不孕症因素的三大最基本检查，缺一不可——不管女性的月经多么混乱，男性精子多么差劲——女性性激素检查（最好包括卵巢储备检查）、男性精液的分析检查（至少包括形态、动态检查，形态检查就是看精子的畸形程度，如有没有肥头大耳的、有没有缺手缺脚的）、输卵管的通畅检查（造影）。

另一位多囊卵巢综合征的姑娘，不孕 3 年，遭遇和晶晶一样，都是先长期使用避孕药治疗，接着就促排卵治疗，每次促排卵也挺好，可就是怀不上。后来让她丈夫检查，才发现她丈夫属于严重的弱精少精畸精症，合格的精子不足正常的 10%，畸形率 99.5%！晶晶的丈夫倒是主动去查了，值得表扬。虽然查个精子没什么见不得人的，但就是有很多男人，不管是备第一胎还是备第二胎，让他去查个精子简直比登天还难，我一直无法理解这样的行为。

在我看来，不敢或者推三推四不去查精液的男人，要么是不想要孩子，要么是内心知道自己精子肯定有问题，要么就是死要面子，其中第三个最有可能。他们担心会被人取笑，对这些男人我倒想问问："你为什么不担心你老婆被人取笑？她可是不断地进行抽血检查、脱裤子检查、阴道 B 超检查。"在生育问题上，男方应该果断担当起应尽的义务！实在不行，戴上面具去医院不就 OK 了，医生也会体谅，不会要求必须取下面具。

晶晶丈夫的精液检查结果显示精子状况良好，基本都活力勇猛。

我给晶晶提了4个建议：

第一，想尽办法把体重减下来，不管是自然怀孕还是需要手术或者试管婴儿，减肥在当下最关键。根据她的情况，我给她定的基本原则就是：除了经期，每天慢跑1小时，每天仰卧起坐从20个慢慢做到100个甚至更多；饮食必须尽量低酸、低脂、低糖，禁吃各种腌制品，不喝任何饮料，只喝白开水或绿茶；每天必须保证有7.5小时的睡眠；反对节食甚至禁食，否则可能越来越肥！饮食上只要注意控制一下饭量和主食结构就可以了。

第二，输卵管造影必须查。

第三，保持良好的心情。

第四，暂停一切西药（没吃完的激素继续按原来的交代吃完），暂时用中药调理。

一句话：先把肥肉处理掉，不然一切都是浮云。

晶晶除了肥胖、月经失调外，还经常拉黏便，口气重，脸上经常长暗疮，舌体黯，舌边有暗瘀块，脉象弦滑——痰湿证的典型症候。中医讲，久病必瘀，所以理气化瘀是处理痰湿证的关键。我给她开了经典的苍附导痰丸加上三七、鸡血藤、川芎、白芍、白茅根。

其中的白茅根，虽然便宜，但是经过长期的临床实践，对多囊卵巢综合征的高雄激素有一定的抑制作用，实在是一味物美价廉的好药，当然并非人人用了都有效。另外，它能清热凉血、利尿，属于内科疾病常用药，也多用于妇科出血病。

多囊卵巢综合征的女性，雄激素过高，属于阳病，需要"阴以除之"，所以可以用清利的方法治疗；而脾虚痰湿，痰湿日久，必化火成瘀，所以清利痰湿符合未病先防、已病防变的道理。也就是说，中医的使用，无须泥古，无须教条，灵活应用，有效即是中医。

3天后，晶晶做了造影，结果显示一侧输卵管远端扩张，不排除不完全性积水可能；另一侧输卵管上举。我给她的建议是：减肥后继续中西药促排卵治疗。

别把输卵管上举太当回事

多囊卵巢综合征，意味着患者的"种子"很多很多，多到这辈子可能都用不完，所以只要年龄不大（通常是 35 岁以下），应该给予足够的时间尝试自然怀孕，而不需要着急进行手术或者试管婴儿助孕。

那么，输卵管上举是什么意思？正常情况下，双侧输卵管是可以自由活动的，随着体位改变和肠道的蠕动，输卵管的位置会发生移动和变化，所以会发现输卵管有上举下摆的不同位置，这属于正常现象。

而因为盆腔粘连导致输卵管的活动受到限制，其位置可能限制于盆腔下方，所以不上举，也可能限制于盆腔的上方，所以上举。所以，造影医生发报告提示输卵管上举，只是提示输卵管的位置高低，并没有提示有任何问题，不用担心。可是某些临床医生却拿着这个当宝贝了，告诉患者输卵管上举，有炎症，容易宫外孕、难以怀孕等，让本来已经够紧张的患者更是坐立不安。

晶晶非常坚定，对于我的建议她没有异议，一边吃中药，一边通过合理规律的运动进行减肥。3 个月后，晶晶回来复诊，体重已经轻了 5 千克，问能否给她促排卵治疗。

　　按照晶晶的体重和身高，她至少还需要减 10 千克才能达到基本要求，但是在我的临床实践中，多囊卵巢综合征的患者只要体重开始下降，就可以尝试促排备孕。于是我给她使用了口服促排卵药加上中药进行第一次促排，但在排卵期间，夫妻双方都得了流感，失去了一次机会。

　　第二次促排，竟然没有成熟卵泡长成，好在晶晶心情没有受到影响，继续减肥，吃中药。

　　第三次促排，卵泡长得不错，在月经周期的第 17 天，左侧卵泡长到 22mm×21mm，非常标准的成熟卵泡，我给她打了破卵针。当然，破卵针最好能在 B 超监测到有成熟卵泡，测尿 LH 试纸高峰期时注射，效果最好，当然不测尿也可以。

　　"叶哥，打针后什么时候可以同房？"晶晶问，这也是很多人想知道的。

　　按照常理，精子在生殖道里的生存期大于卵子，所以排卵前 1 天同房怀孕机会大于排卵日，排卵日同房机会又大于排卵后 1 天。一般促排，我都建议夫妻平时随意同房，在打针当天有一次同房就基本足够，但为了增加机会，打针当天同房和隔一天同房，成功概率是最高的；如果年轻力壮，连续两三天同房也没问题。不过不管哪种方式，保持好心情很重要！有些人平时不同房，到排卵期死命同房，其实没必要，时间长了反而会影响夫妻的正常同房，甚至导致性障碍。

晶晶的中药刚好也吃完了，我又给她重新开了中药。助手瑄瑄发现了不同，问我："叶老师，晶晶不是多囊卵巢综合征吗，这次的中药方为什么和原来的不同？"

因为之前晶晶的治疗基本上都是以健脾化痰湿、理气活血为主的，但是现在是排卵期前后，按照中医的认识，正是阴阳转化的关键时刻，所以需要促进阴阳的平衡转换，加上晶晶的湿瘀体质，需要继续化湿化瘀，以及正当卵泡即将破裂排卵的时候，因此这几天的中药方必须改变。

半个月后，晶晶的"大姨妈"还是按期而来，这回她有点儿丧气了。

"叶哥，为什么没有怀上啊？我这月状态很好，心情也放松，唉！"貌似她内心有些焦虑了。

"晶晶，排卵障碍的治疗情况大概是这样子的，促排治疗基本上70%可以获得排卵，可是并非都能怀孕，我长期的经验总结是，促排卵怀孕的比例不超过40%。所以，促排有排卵没怀上，也属于合理范围，不需要担忧啊，继续努力。"在医学上，概率问题属于总体人群的估计，对患者本人来讲，其实只有两种结果：怀上和没怀上。很多人以为概率越高成功机会越大，其实并非如此。医学上讲的概率，主要是给我们临床医生提供一种判断和选择参考，这种概率对患者来说意义不大。比如，某方法能使80%的人获得成功，医生就会选择这种方法应用于临床，但是患者本人究竟属于80%的范围，还是属于20%的范围，只有经过治疗才知道。对于个体来说，概率都是各占一半：要么成功，要么不成功。

接下来，晶晶接受了3次促排，每次都有好的成熟卵泡，但还是没有怀上。这时，我没有继续给她促排下去，而是重新考虑新的方案。也就是两个选择：腹腔镜手术或者试管婴儿助孕。最终晶晶选择了试管婴儿助孕，也是一次就获得了成功。

所以，对于卵巢储备严重不足甚至早衰的患者，直接试管婴儿助孕是明智的，而对于有多囊卵巢综合征、排卵障碍的患者，并非一定需要进行试管婴儿助孕，只有在常规的、次数足够的促排卵助孕治疗无法怀孕后，才符合试管婴儿助孕的条件。

小娜，曾不孕3年，2年前做造影，报告显示双侧输卵管

通畅，上举。她看的医生也是名医，她告诉小娜，上举就代表
有炎症，要先治好才能怀孕，并且要小娜在治疗期间避孕。

其实，除非有严重的内科、外科疾病或者传染病不能怀
孕，其他情况下的任何治疗都是可以边治疗边怀孕的，如果
医生说治疗期间要避孕，建议另找医生，特别是中医。我认
为不管何种原因，只要是不孕，就不应该采用让患者避孕的
治疗方法，除非上述提到的几个需要避孕的情况。

在接下来的2年里，小娜一直在避孕。她和丈夫都非常郁
闷，但是没办法，医生这么建议，就要听医生的，不然看医生
干吗。不过，我猜测，那个名医嘛，总是很多人找她看病，估
计人一多，她也就不知道面前的患者是什么问题了，反正每次
看诊，手一摸，脉一搭，助手已经把电脑的处方模板打印出来
了，估计看着看着，她也就忘记小娜求医的目的了。

吃药、理疗、灌肠，一年多以后，小娜终于忍不住问名
医："可以开始备孕了吗？"在等到肯定的回答后，小娜可开
心了。但是医生的一句话，又让小娜的心情阴沉下来，医生
说："可以怀孕了，但是你输卵管上举，很容易宫外孕的。"

接下来的日子，小娜每次跟丈夫同房都期望能怀上，但
同时每次又忧虑重重，担心宫外孕。这样的心情，只会降低

怀孕的概率，心情在备孕中起着重要作用。

转眼又过了半年多，小娜前来我们中心咨询。我了解了小娜的求医经历，又看了当时的造影片，照片显示输卵管很畅通，并且输卵管的走行也不错，我又给她做了 B 超，AFC 左侧 9 个、右侧 12 个，储备良好。

"小娜，造影后你们曾长期避孕，你压力很大，不过现在你的卵巢储备正常，你丈夫的精液也正常，所以我还是建议你放松心情，继续备孕一段时间，或者也可以先做腹腔镜手术再备孕，这样更好。"我跟小娜解释道。

"叶医生，既然我的输卵管没事，为什么要做腹腔镜手术呢？"小娜问。

按照惯例，这种情况我怀疑小娜极有可能是子宫内膜异位症，但是这种判断来源于长期的临床实践的体会和总结，很难让同行和患者信服，不过没有关系，自己的经验自己用，能帮到人就可以。

经过沟通，小娜接受了腹腔镜检查，结果，术中证实了她是盆腔腹膜型子宫内膜异位症。术后，小娜按照子宫内膜异位症的治疗思路选择用药，6 个月后自然怀孕，足月顺产。

Chapter 4

最难过的
是心里这道坎儿

孕育奇迹,有时只能拿来励志,不能参考

生不生?怎么生?决定权在女性手里

为何红颜多"内异"?

自然备孕,你的身体够格吗?

辩证看中医,别让"治病"变"致病"

担心辐射?做 1 次 B 超和打 1 次电话影响一样

保胎针有没有效,实践比权威更有说服力

孩子生下来之前,千万别心存侥幸

孕育奇迹，有时只能拿来励志，不能参考

时间过去了两个月，2012 年 2 月 10 日，芊芊和嘉嘉再次踏进第九诊室。

助手梦琪问完病史，开始写病历。有些患者会说，都看过了，不用写病史了，直接开药就可以。不是这样的，病历是很重要的，它记录了患者的病情，上次诊治后一段时间内的感觉和身体变化，以及服药后是否有不舒服或者其他不良反应等，可以为医生开新的处方提供依据。

对于第一次就诊的患者，医生更要完善和详细地记录病历。

病历一般包括以下几个方面的内容：

第一部分是主诉，就是患者最不舒服的症状和来找医生最主要的目的。有时患者会说很多难受、不舒服的症状，究竟哪个是主要的、哪个是次要的，这需要书写者思考并提炼出来。主诉，说白了就是让人一看就知道患者来医院干什么，希望医生做什么。有些患者往往不直接说出目的，比如明明是看不孕的，却说"我白带很多，不舒服""我月经不规律"之类的话，这也可以理解，毕竟患者不是学医的。医生需要想一想，不能简单按照患者所说的给予处理，以免忽略了患者真正的求医目的。

第二部分是现病史，也就是跟求医相关的一切资料，包括前因后果、临床症状、检查资料、治疗用药以及结果等。患者去看病时，必须把之前所有的资料带齐，这样医生才能更好地判断患者是否需要进行进一步检查。比如性激素检查，最早的检查报告是最好的判断依据，患者接受治疗后的检查结果就不能让医生了解患者最原始的身体情况了。另外，做过手术的患者，必须带齐手术资料，包括手术记录、手术图片等。特别是手术记录，它非常重要。这些都是可以复印的，而且医院会保留病历资料30年。

第三部分是既往病史，可能与本次的病情有关，也可能无关，但都需要和医生说清楚。这里我要提醒读者：孕产史很重要。作为一个不孕患者，医生需要明确是一直不孕（原发性不孕）还是曾经怀孕过后来不孕的（继发性不孕），这涉及检查甚至治疗方案，所以必须讲清。但是人总是有隐私的，为了避免麻烦，患者有义务对医生说清楚，但也有权力要求医生保守秘密。

5年前，我给一位继发性不孕的、双侧输卵管积水的患者做了腹腔镜手术，术后不久，患者就离婚了，为什么呢？

原来，这位患者在和前男友恋爱的期间怀孕过，后来做了人工流产。在第一次看诊时，我非常谨慎地问她能否写进病历里面，她说可以，没关系，但她丈夫不知道这件事。我跟她商量后，就没写上，仅仅做个记号，以免有意外。3个月后，她决定手术了，住院部的医生也问了病史，写了病历，这样把原来打过一次胎的经历也写上了，我也没注意到这事。手术顺利做完，患者平安出院，可是她丈夫在替她办理出院手续时，无意中看到了出院记录里面写着：孕1、产0、人流1，诊断上写着继发性不孕。她丈夫是个书呆子，认定这次输卵管积水就是她人工流产的后遗症，难以接受，说她欺骗了他，所以要离婚。

这件事，对我的影响很大，作为医生，既需要完全了解患者的一切有关情况，也需要在书写过程中谨慎处理，任何涉及隐私、敏感的问题，都需要反复和患者沟通以避免类似的事情再发生。作为患者，虽然必须向医生提供真实的材料和病历，但是涉及非常隐私、敏感的事情，可以和医生沟通后，让医生做人性化的处理。

我看了看梦琪写的病历，除了对病情的描述外，还写着：要求先进行腹腔镜手术。难道芊芊已经决定了？

其实我内心是倾向于让芊芊直接做试管婴儿的。

"叶哥，对于我媳妇这种情况，如果选择试管婴儿的话，成功率有多高呢？"嘉嘉这回倒是不腼腆了，先开口问我。看来，他们虽然决定了手术，但还在犹豫，不然也不会问我这个问题了。

目前，全世界试管婴儿平均成功率维持在 50% 左右，这已经是非常了不起的成就了，年龄、不孕不育病因、环境、心理、生活习惯等都可能影响试管婴儿的成功率。试管婴儿，并非只是简单地把卵子、精子"捆绑"后移植到子宫里面，这个过程涉及很多环节和医护人员，患者接触的只是临床医护人员，而试管婴儿过程中很关键的人物是实验室技术人员！他们是胚胎和生命起源的"呵护人"！

当患者得到一组医学数字时，她们可能会很受打击，但是对于医生而言，有时确实非常兴奋。对于一些引起不孕不育的疾病，比如被称为"生育里的不致命绝症"的子宫腺肌病，除了导致大多数女性严重痛经、腰痛、性交痛外，还会导致严重的不孕不育，而患有此病的患者的试管婴儿成功率基本在 30% ~ 40%，很多患者一听，会很难受，觉得 50% 的概率都没有，但是作为医生，尽管只有 30% 的机会，都值得努力。

另外，在医学上，什么意外都可能发生，有的甚至已经超出了医学的范围，只能说那属于奇迹。

赵莹，29 岁，不孕 3 年，2008 年检查发现双侧输卵管近端堵塞。对于这种情况，通过试管婴儿技术解决生育问题是首选，但是，她坚决要求先进行输卵管疏通手术。后来，我和她沟通，在当时的情况下，疏通双侧输卵管的概率是 70%，疏通单侧的概率是 90%，这是我总结了 200 多个案例得出来的结论。但是，术后怀孕的情况呢？输卵管近端堵塞，不管疏通一侧或者双侧，术后怀孕的概率约为 30%，而在这 30% 的怀孕人群中，有大于 30% 的概率发生宫外孕，而如果不疏通直接采用试管婴儿助孕，怀孕成功率超过 60%，发生宫外孕概率低于 5%。哪种方式更明智？

但赵莹竟然还是坚持要手术，没办法，我只能答应了。2008 年 6 月 15 日，赵莹开始接受手术。术中发现她有严重的盆腔粘连，整个肚子就和长期没人打理的垃圾堆一样。我小心谨慎地把"垃圾"清除干净，借助一根通液管将亚甲蓝溶液通过阴道缓慢注入宫腔，虽然这是个简单的操作，但是很讲究技巧。有些人以为把通液管插进子宫，把药水推进去就完事了，但实际上，这个操作并非这么简单。首先，通液管不能插得过深，如果子宫深度是 8cm，那么通液管最多插进去 7cm；其次，在往通液管中推药水时，应该把通液管轻轻拉直，使通液管有一点点的弹性，这样的通液操作才准确，不然很容易造成判断误差。

在向赵莹的子宫内注入液体时，我感觉阻力非常大，通过腹腔镜监控，发现子宫双侧宫角已经略微隆鼓，子宫表面的浆膜层已经有些蓝色的痕迹，而两条输卵管却纹丝不动，没有任何通畅的迹象，证实了的确是双侧输卵管近端堵塞，并且是致密的堵塞，这种情况的手术效果是最不好的。

我从主刀的位置上下来，交代第二助手扶住镜子，观察患者腹腔的情况。我来到第一助手的位置，准备在宫腔镜下用特制的细软导丝来疏通赵莹的两条输卵管。操作导丝也需要技巧。导丝又细又软，如果不小心把导丝的尖部给弄弯了，导丝基本就废掉了。其实所有手术器械设备就像武林高手的兵器一样，都是宝贝啊！导丝操作过程中，宫腔镜镜子进去多深，镜头的角度、朝哪个方向，医生的双手如何操作导丝，助手如何把镜子扶稳等，都很关键，而这些技巧实在难以用言语描述，只能身教。任何手术操作，看似简单，实则不知道要经历多少实践和总结才能熟练运用。

当时我很自负地认为至少可以弄通一侧输卵管吧，但出乎意料，不管我怎么从各个角度尝试，竟然连一侧也弄通不了。手术失败了！

当然，失败并非因为我的技术问题，而是因为赵莹的输卵管炎症实在太严重了，并且因为长时间的炎症刺激，使得输卵管的近端已经变硬，像软骨一样，而疏通用的管子又是软管。有人可能会问："干吗不用硬的疏通导管呢？"管子碰的可是身上的肉，用硬的管子，很有可能把子宫穿个小洞。

我垂头丧气地宣布，手术结束。

不孕症的手术与其他妇科肿瘤的手术是不一样的，无论如何，肿瘤手术的目的是处理病变组织，只要把肿瘤切下来就算是成功，而不孕症手术的目的是创造怀孕的机会，因为如果不是为了怀孕，这些手术都不需要做的，而赵莹的输卵管无法疏通，也就是说她做手术的目的没有达到。虽然已经把她一肚子的"垃圾"给清理了，但是我认为手术是失败的。

术后第二天查房时，我只能和赵莹实话实说，并建议她第二个月月经后去生殖中心找医生进行试管婴儿助孕。赵莹虽有些郁闷，但是术前我们已经沟通清楚了，所以她很快就接受了。

因为赵莹的盆腔炎比较严重，虽然手术处理了粘连的部位，但是炎症并没有因此彻底根除，所以赵莹出院后，我建议她进行中药治疗，她接受了。我给她开了一个可以较长时间服用的药方，包括补气补肾的黄芪、桑寄生，以及十几味活血理气、清利湿热的中药，让她从月经期第三天开始吃，一直吃到下次月经来，每月都这样服用，一直用到进入试管婴儿的程序。术后第五个月的一天晚上，赵莹突然给我发了一条短信，说她怀孕了，而我知道，她这时还没去生殖中心就诊。接下来，保胎观察、监测都正常进行，一切都那么顺利，直到足月自然分娩。

对于这样的结果，我感到很意外，也很开心。赵莹也一直说可能是手术帮她疏通了输卵管，术后的中药治疗也有一定的作用。但我认为这纯属意外，在几无可能的情况下自然怀孕，而且还不是宫外孕，一切都那么顺利。更有趣的是，2012年，赵莹竟然再次自然怀孕，还是双胞胎！怀孕37周因为胎儿臀位而剖宫产，顺利生下一对龙凤胎。而令我惊讶的是，医生说赵莹肚子里竟然没有一丝粘连的痕迹！

虽然有赵莹这样的案例，但这毕竟属于特殊案例，不能作为常规参考，只能作为励志案例说说而已。

生不生？怎么生？决定权在女性手里

　　我告诉嘉嘉，因为芊芊年轻，卵巢储备很好，目前只发现了输卵管有些问题，试管婴儿的成功率会超过平均水平，应该在 60% 以上。

　　"叶哥，那如果选择输卵管疏通手术呢？有多大的机会？"这回换芊芊问了。

　　在等待自然怀孕的过程中，输卵管的伞部结构和宫腔的通畅程度是最关键的。一些患者输卵管积水，由于积水时间不长，其输卵管的特殊结构还没有受到破坏，所以做输卵管造口手术后自然怀孕概率较高；如果伞部长期积水，那么分开伞部后，多数发现只剩下一层皮，就像打开的布袋口一样，这种情况术后怀孕率就低，但是再低也可能成功怀孕。如果双侧都是这样的情况，术后一年的怀孕率不超过 20%。但是就像前面说的，不尝试，谁也不知道自己能否成功。

　　如果为了准备试管婴儿助孕而接受手术，输卵管积水基本采取结扎或者切除的方法处理。经常发生这样的情况，患者本来想自然生育，但是术中因为输卵管积水，医生可能会和患者丈夫商量，建议结扎或切除输卵管，以后直接进行试管婴儿助孕，患者因为处于麻醉中，自己无法拿主意，这时只能看丈夫的选择了。所以，涉及生育的手术，术前的医患沟通一定要充分，以免留下遗憾和后悔。看看下面两个例子，也许会有所收获。

2013年8月20日，徐小影带着厚厚的检查资料来到第九诊室，她说她觉得自己的经历和《怀得上，生得下》一书里某个人物的经历很像，而书里的人当时都已经成功当妈了，她折腾了三年依然没有怀上。

徐小影，不孕4年，性激素、卵巢储备正常，她丈夫精液正常，各种可查可不查的项目也没问题，造影显示双侧输卵管积水。按照医生建议，她又做了腹腔镜手术。术后吃了一年中药还没怀孕，医生建议她走试管婴儿助孕这条道路。2013年3月第一次取卵，有冻胚3枚，新鲜移植后未着床，在移植周期中发现右侧输卵管积水复发，医生建议她切除输卵管，然后开始新的试管婴儿周期。她正在犹豫，而当时，我对试管婴儿的认识，还只停留在门诊案例的总结中。

"小影，你有没有问医生，把你的输卵管切掉后，究竟有多大的机会成功呢？"我问小影。

"我问了，医生说机会能提高，但是没法保证切了就能成功。"小影回答。

确实，影响试管婴儿成败的因素太多了，对于切了输卵管能起多大的作用，各有说法。我一贯的建议是，只要有足够的可移植的胚胎，就应该再给自己一次机会。如果移植前的B超检查没有发现积水逆流的征象，其实就可以默认为积水并不影响。不可否认，有些生殖中心的B超并非由试管婴儿临床医生亲自做，有些甚至由经验较少的医技科医生做，这样的判断误差概率难免高些。徐小影当时的问题是没有可以移植的胚胎，需要重新促排、取卵、受精，还有输卵管积水复发。

"小影，无论把输卵管扎了还是切了，都意味着你永远不会有自然怀孕的机会了，你能接受吗？"

小影并没有直接回答我的提问，而是转过头，看着站在她后面的丈夫，意思就是看她丈夫的意见。

她丈夫轻轻地说："亲爱的，没事，我们会成功的，需要扎就扎吧。"

夫妻之间感情的深浅，有时真的需要纳入医学判断和建议的原则之中。

"小影，这样吧，我觉得你如果铁了心要走试管婴儿助孕这条道，结扎也是明智的。但是我认为你最好回去和试管婴儿医生沟通，看能否在完成促排取卵，有移植的胚胎后再手术。这样可以保证移植时盆腔环境的干净，这对着床成功还是有帮助的。"这是我的个人体会，但不同生殖中心的不同医生对这个问题看法不一，有些医生在移植前就处理输卵管，有些先处理输卵管再进入试管婴儿程序。公说公有理，婆说婆有理。建议遵循进行试管婴儿手术的生殖中心的做法。

有些生殖中心成立了单独的腔镜手术科室，这样的好处就是方便了相关检查的操作与实施。由于小影当时在另外一个生殖中心进行试管婴儿助孕，所以我只能给她一些和医生沟通的建议。小影按照我的建议和试管婴儿助孕医生沟通后，无意间透露了给她建议的是我，那个医生对小影说别听我的，说我是"江湖医生"。结果，吓得小影不敢来找我开中药了。

小影最终还是按照原中心的建议，先做了腹腔镜手术，把输卵管结扎了，接着继续促排、取卵，这次有 4 枚鲜胚，移植 2 枚，冻 2 枚。遗憾的是，移植 14 天，抽血检查 HCG 小于 0.01mIU/mL，移植再次失败。

移植失败后，生殖中心的医生交代小影，先找他们医院的中医调理一段时间，再回去移植。小影又鼓起勇气到了我的门诊。

生殖中心的医生因为属于西医，不知道中医的治疗模式，所以对于需要吃多久中药再移植，他们也是心中无底；而很多中医又不知道试管婴儿的详细过程，比如很多步骤已经和自然备孕不一样了，如果还按照传统的自然备孕模式给进行试管婴儿助孕的患者开中药，有可能没有效果或出现反效果。好在现在一些生殖中心也引进了中医，也是为了让中药更好地配合试管婴儿助孕的进行，我觉得这是一种进步。

小影问我要吃几个月中药才能再去移植，按我的实践经验，这种情况我一般会建议吃两个月经周期的中药再进行胚胎移植。第一个周期主要是以治病为主，小影有输卵管积水，属于盆腔炎范围，先用中医治疗一个周期；第二个周期是用中药调理身体，为下个周期的移植做准备；第三个周期就可以开始进入移植的程序了。中药可以一直用到"开奖"。如果成功怀孕了，保胎期间也可以继续用中药协助保胎。

和上两次使用自然周期不一样，这次移植，医生给小影开了补佳乐[1]建立人工周期，我也给小影开了移植前吃

---

[1] 即戊酸雌二醇，广泛应用于女性围绝经期综合征、卵巢早衰的治疗，可改善子宫内膜发育情况，治疗不孕症。

的中药和移植后要吃的中药。移植第 14 天，抽血检查，HCG 587mlU/mL、P 102ng/mL、E_2 980pmol/L，非常好的"开奖值"。

孕 38 周，小影因为羊水过少提前做了剖宫产，分娩一健康女娃。

黄乔娜，我的另一位患者，基本情况和徐小影差不多，不同的是，在黄乔娜进行第一次腹腔镜手术时，医生和她丈夫进行了沟通，觉得术后自然怀孕的概率太低了，不如扎了后直接进行试管婴儿助孕。在她丈夫签字后，医生给乔娜做了双侧输卵管结扎术。但是在术前，医生根本没和乔娜交流过这个问题。

虽然术前的手术意向书和委托书有授权给家人术中签字的权利，但是医生更应该在术前和患者本人进行充分、详尽的沟通。只要术前患者肯定并坚决不切、不扎输卵管，术中医生肯定就不会这么做。我一直坚持，涉及生育处理，必须以患者自己的意愿为准。家人的、丈夫的意见只可以作为参考。我常常对找我手术的患者说："你决定了吗？你丈夫决定没有用的，必须确认是你自己的决定。"

第二天乔娜醒来后，问医生，才知道自己双侧输卵管已经结扎，从此丧失了自然怀孕的机会。她很伤心，但是扎也扎了，丈夫也签字了，下一步就走试管婴儿助孕这条路吧。可是，当知道乔娜只能做试管婴儿时，家里的反对声就来了，乔娜自己也无话可说，毕竟只有这条路可走，只能忍气吞声。可是这时，乔娜丈夫的态度突然来了个大转弯，他觉得试管婴儿太麻烦了，不如离婚算了。

乔娜这时只能哭了。离婚本也没什么，说不定下次就能找个疼她、爱她一辈子的人呢。可是乔娜的两条输卵管都结扎了，如果她以后和新伴侣说："亲爱的，我管子被前任签字扎了，我们做试管婴儿吧。"试问有多少男人可以直面这样的情景。

要是乔娜当时不扎，保留已经弄通的输卵管，说不定运气好，真能怀上呢。

乔娜找我时，已经是离婚一年后了，她新交了一位男友，对方不在乎乔娜的过去，只在乎以后。乔娜问我能不能把输卵管接回去，给自己自然怀孕的机会。

对乔娜而言，输卵管复通的成功率不超过10%，也就是没有价值，为什么？第一，乔娜的输卵管本身就有病变，如炎症、积水；第二，为试管婴儿准备的输卵管结扎，结扎部位基本选择在贴近子宫角的位置，也就是说，即使要复通，只能从子宫角里把残留在子宫的一小段输卵管间质部找出来，而间质部是非常细小的，吻合的概率非常低。

我告诉乔娜，做复通没有意义，不要折腾，如果两个人感情真的很好，直接进行试管婴儿助孕。乔娜接受了建议，后来一次成功，生下一对龙凤胎。

为何红颜多"内异"？

"是啊，叶哥，手术的机会有多大呢？"嘉嘉跟着问。

这么多年来，我经手的不孕不育手术有数千例，大多数患者在术前都有和芊芊、嘉嘉一样的问题，期望我能给个满意的答案。

但是，至今，术前我还是难以给出明确的答案，患者最终怀孕了，才能说手术成功，就像我提到过的，这种手术不像肿瘤切除术，成败明了。比如给患有卵巢巧克力囊肿的患者做手术，如果患者没有生育要求，只有痛经，那么术后痛经改善了，手术就是成功的；而如果患者有生育要求同时有痛经，术后即使痛经改善，但是没有怀上，手术也是不成功的。

"嘉嘉，芊芊，手术只是给你们创造一个怀孕的条件。比如粘连和积水，如果不手术，就没有条件自然怀孕，因为精子和卵子无法'相逢'。手术就是疏通'相逢'的通道，有通道才有'相逢'的机会；但是有通道，也不见得能'相逢'。所以，从处理积水和疏通输卵管的角度来说，手术基本会成功，但是手术最终是为了让芊芊怀孕，只有怀孕了，才叫真正的手术成功。"我解释给他俩听。

不知是懂了还是没懂，他俩还是决定手术，暂时不想做试管婴儿。

复诊4天后，芊芊办理住院手续，住院后第二天早上，我查房时，芊芊芊好像想要和我说些什么，但是没好意思开口，也许她不想让太多人知道吧，毕竟我还带着亚丽、梦琪以及几个进修大夫和实习生。我让芊芊稍后到我办公室，有什么问题到时再问。

当天上午只有一台手术，不到 11 点我就回办公室了，并让梦琪去把芊芊叫了过来。芊芊穿着宽松的患者服走了进来。

"坐吧，芊芊。早上查房时，你好像有什么话要和我说。"我问芊芊。

芊芊红着脸，看了看旁边的梦琪，低着头，有点儿不好意思。

"梦琪，你也认识啊，都很熟悉了，没事的，说吧。"我鼓励芊芊。

芊芊羞答答地说："叶哥，我有个请求，不过你不同意也没关系，我想，我想……"

"说吧，没事，不违背原则的要求，我会答应你的。"看着芊芊吞吞吐吐的样子，我有点儿着急。

"其实，也没什么，明天是我生日，叶哥你能不能穿红底裤上手术台啊？以示吉利。"说完，芊芊又低下了头。

"原来要我明天穿红底裤上手术台啊，没问题，可以啊！"

这要求，史无前例。当晚下班后，我到附近的商场买了一条红底裤。

2012 年 2 月 25 日，上午 8 点 30 分，芊芊月经干净后第 5 天，如期上了手术台。我查完房后大约 9 点，也进了手术室更衣。

芊芊长得美，可是当我们在她肚子上开个小刀口把腹腔镜放进去时，我们惊呆了！屏幕上显示，芊芊的肚子里全是"垃圾"，盆腔粘连非常严重，膜状的、丝状的，紧密的、疏松的，大肠、输卵管、卵巢、子宫全部包裹成团！另外，除了输卵管积水和盆腔粘连外，还有更麻烦的子宫内膜异位症。

我虽然做了很多腔镜手术，但是芊芊肚子里的粘连是我看过最严重的。我深深地吸了一口气，然后开始慢慢分离粘连的组织。大约花了半个小时，终于把粘连的组织给分开了，每个器官组织各自恢复到自己的位置；由于双侧输卵管积水严重，盆腔腹膜布满了蓝色、黑色、褐色、火红色的结节或者斑块，这是典型的腹膜型子宫内膜异位症。接着我又分离了直肠和子宫的粘连，这个地方的粘连，如果不是因为不孕，基本是不碰的。

正常情况下，直肠和子宫之间有个间隙，叫作子宫直肠窝，这里是腹腔的最低点，外面就是阴道了。

在没有粘连的情况下，子宫、卵巢、输卵管都可以自由活动，当有了炎症、子宫内膜异位症、子宫腺肌病，引起粘连时，子宫往往被紧紧地粘连在直肠窝里，动弹不得。在没有盆腔粘连的情况下，前位或者后位的子宫都可以活动，不影响怀孕，所以不需要因为后位或前位问题，纠结同房的体位和同房后是否要抬高臀部的问题；而因为粘连导致的子宫后位，不管如何改变体位，子宫都无法变成前位，也就是说，通过体位提供怀孕机会的想法完全是不可能的，怀不上是因为引起粘连的炎症或者子宫内膜异位症，而不是子宫后位。

当然，如果体位的改变，确实能给夫妻双方带来欢愉的感觉的话，也可以提倡，但要知道，体位和受孕的关系不大。

除了子宫直肠窝外，芊芊其他部位的粘连都已经基本完美处理了，但是子宫直肠窝是个"雷区"，这里的粘连基本没有明显界限，直肠前壁和子宫后壁简直就是"生死相依"，粘得异常紧密，一般只有因为病变需要切除子宫时，医生才会把这里分离，并且经常在分离时留一点儿子宫外皮在表面，这样可以最大限度地保护直肠。

分离此处的粘连，可能出现两个严重状况：一是整个分离面出血难以控制，烧灼、电凝止血常常不管用，也没地方可以进行缝扎止血；二是很容易伤到直肠，一旦伤到直肠，患者很长时间都需要在非常痛苦的状态下度过，甚至还有生命危险。所以不到万不得已，医生是不去碰这个"雷区"的。

我缓慢地用冲洗器顶住子宫一侧，让直肠和子宫的后壁粘连慢慢地、一点点地分开。一般情况下，如果出血不多，就一直分到子宫可以自由活动为止，但一旦发现有明显出血，要立刻终止分离。庆幸的是，在我分离芊芊的子宫直肠窝粘连的过程中，分离面仅有细微的渗血。通过电凝止了血后，芊芊的子宫终于可以在肚子里自由活动了。

"护士，帮叶老师抹一下汗啊。"助手梦琪突然喊了一声，当时我头上的帽子已经被汗水浸透，少量汗水开始流下来。手术结束后，脱掉外套、手术衣，才发现我的打底洗手衣已经全湿透了。

"叶老师，没想到芊芊长得这么美，她肚子里却满是'垃圾'，红颜多'内异'（子宫内膜异位症的简称）啊。"另一个助手亚丽突然感叹道。

"亚丽，你和梦琪都是红颜，小心'内异'啊。"我逗她说。

也许是巧合吧，那段时间我连续接诊了 8 位患不孕症的姑娘，其中 5 位都长得非常漂亮，属于会让人回头再多看一眼的，但一做手术，就发现她们的子宫内膜异位症非常严重，难怪亚丽感叹。

手术结束后，我走到家属等待区，和嘉嘉说明手术情况。关于和患者丈夫讲病情，我有过很深刻的教训。

　　曾有一位女性，婚前人流两次（都是因为现任丈夫），第二次发生感染，导致急性盆腔炎发作，后来结婚后不孕，检查发现双侧输卵管积液合并近端堵塞。

　　我建议她进行试管婴儿助孕，但是患者强烈要求手术，我也没问清楚为什么就答应了。结果，术中因为炎症粘连过于严重，无法疏通输卵管，只是把积水和盆腔粘连处理了，这意味着术后只能走试管婴儿这条路，当然前文已经说过，这种情况下的试管婴儿成功率还是很高的，完全没必要为生育担忧。

术前签手术意向书时我也强调了这点，但是患者坚信我能够帮她弄通输卵管，让她获得自然怀孕的机会。

手术结束后，我找到她丈夫，说明了术中情况，告诉他手术处理了粘连，但输卵管无法疏通，估计是当初感染严重的后遗症，并对他说，虽然他妻子无法自然怀孕，但是试管婴儿的成功率估计有 70%，是非常高的概率。

但是术后第二天早上，我查房时，患者在伤心痛哭，我感到莫名其妙，问她出了什么事。

原来，我昨天手术后告诉她丈夫她没法自然怀孕需要做试管婴儿后，这个"渣男"连夜就把离婚协议书写好了，一早带到病房要她签字。太气人了！我多想揍他一顿！妻子不能自然怀孕是因为他，当初妻子因为人工流产而感染也是因为他！

我只能向患者道歉，她丝毫没有怪我，说："叶哥，不怪你，你是医生，和家属说明病情是对的。怪我事前没和你讲清楚一些事情。"原来，术前我建议她试管婴儿助孕，她是愿意的，但是男方表示，如果不能自然怀孕、生育，就离婚，坚决不接受试管婴儿！真不知道他哪根筋抽了！

这件事给了我深刻的教训。此后，除非术前明确夫妻很恩爱，在生育路上一条心，我才会告诉男方有关妻子手术中的详细情况，如果不能明确，具体情况我只能在查房时告诉女方。

芊芊和嘉嘉这对小夫妻，我能感觉到他们是心连心的，所以我告诉了嘉嘉有关芊芊的术中情况。

"叶哥，芊芊没事吧，平安吗？什么时候能出来？"在门口等待的嘉嘉一见到我就关切地问。

嘉嘉这样的态度我很欣慰，不像一些患者家属，手术后问我的第一句话就是："叶医生，我老婆还能生吗？"一般只有患者的妈妈才会问："叶医生，我闺女平安吗？"所以我很欣赏嘉嘉。

自然备孕，你的身体够格吗？

芊芊如果只有输卵管积水，术后等待一年，自然怀孕成功率为20%～30%，但是，她现在有严重的子宫内膜异位症和子宫腺肌病，这可是生育上的两个"超级杀手"，自然怀孕的概率很低很低。所以我告诉嘉嘉，可能必须得做试管婴儿了，但是既然做了腹腔镜手术，不妨再等等，吃一段时间中药后如果怀不上，再做试管婴儿也可以。

我猜嘉嘉很紧张还在手术间里等待苏醒的芊芊，估计对我说的话没听进去，没关系，隔天查房时再当面和芊芊说吧。

再说说子宫内膜异位症。正常女性的子宫内膜生长在宫腔内，从月经干净后开始，子宫内膜在雌激素的作用下慢慢变厚。就是这层厚厚的内膜构成了孕育生命的最初土壤。排卵后如果成功怀孕，受精卵就像种子一样埋在这层土壤里，通过母体的血液滋养，它会慢慢生根、发芽；如果没有怀孕，受体内激素变化的影响，子宫内膜就会从宫腔内脱落，排出体内，就是我们平时说的"月经"。

如果这些内膜没有乖乖听话，或者因为一些人为因素干扰了子宫环境，比如最常见的人工流产、药流、各种宫内操作（比如通水、宫腔镜手术等）或者生殖道感染，那么一小部分内膜就不会好好地待在宫腔，而会到处乱跑，就会造成子宫内膜异位症。

子宫内膜组织可以跑到身体的任何部位。如果跑到卵巢上，每个月随着月经出血，卵巢上的内膜组织也会脱落出血，血液继而被包裹起来，慢慢形成囊肿，囊肿里面全是每个月积累的陈旧血液。手术刺破囊肿可以看到暗褐色的血液流出，像极了浓浓的巧克力，也就是常说的"巧克力囊肿"（医学上属于卵巢型子宫内膜异位症）。所以，巧克力囊肿跟吃不吃巧克力没有任何关系。巧克力囊肿一般通过彩色 B 超可以做出判断，有经验的 B 超医生甚至可以发现直径 1cm 以内的巧克力囊肿。

如果子宫内膜组织跑到腹膜上，就会形成星星点点的病灶，常见为黄褐色、紫蓝色、苍白色的结节或者斑块（腹膜型子宫内膜异位症）。这种情况只能通过手术发现，属于最为隐蔽、最影响生育的子宫内膜异位症类型。

腹膜型子宫内膜异位症简直就是超级杀手里的"超级杀手"。第一，隐秘性强——无法通过除腹腔镜手术外的任何途径得知。对于查抗子宫内膜抗体或者 CA125，或者戴个手套插进阴道摸摸就可以知道是不是有子宫内膜异位症的说法，我实话实说，通过抗子宫内膜抗体判断是否有子宫内膜异位症，准确率几乎可以忽略不计；通过 CA125 判断是否有子宫内膜异位症，准确率最多为 30%；至于戴手套可以摸出子宫内膜异位症，只能说病变范围已经很大、病变组织已经很硬了。所以，别因为查出来的 CA125

是阴性就沾沾自喜，也别因为是阳性而忐忑不安，更不要因为医生触诊时有痛感就怀疑是子宫内膜异位症，进而吃不香睡不安，痛可能只是因为医生的手法不对或者操作不细心而已。第二，通过长期观察，腹膜型子宫内膜异位症患者不管是在手术前、手术后或者采用试管婴儿等助孕方法，怀孕概率是所有子宫内膜异位症患者中最低的。

如果说子宫内膜异位症被称为不孕症的"超级杀手"，那么子宫腺肌病就是不孕症的"顶级杀手"！它是怎么形成的呢？其实是子宫内膜跑到了子宫的肌层里面！正常子宫的内膜层和肌层是分开的，有界限的，井水不犯河水，可是有时候内膜偏偏要跑到肌层"住一住"，这一"住"不要紧，就再也别想把它赶走了！

有时候内膜会成团地"住"进肌层里，随着月经出血，肌层里面的内膜也跟着出血，久而久之在肌层里就形成了瘤子，我们叫它"腺肌瘤"；有时候内膜"住"在肌层各个角落里，慢慢地，子宫变得又硬又大。当然内膜也不是随便就"住"下的，临床上最多见的就是"住"在子宫后壁的肌层里，所以子宫腺肌病 B 超常常显示子宫增大，肌层回声不均匀，子宫后壁增厚明显等。

另外，子宫腺肌瘤与子宫肌瘤是完全不一样的，最大的区别就是，子宫肌瘤不管大小，与正常子宫肌层是有清晰边界的，每个瘤子都可以挖干净，而子宫腺肌瘤通过手术是无法清除干净的。

对于各种子宫内膜异位症、子宫腺肌病引起的不孕，如果患者年轻，卵巢储备功能好，男方精子正常，建议中药治疗一段时间，边吃中药边自然受孕，一段时间后怀不上，可以接着进行腹腔镜检查，处理干净后，继续中药治疗，备孕一段时间，再怀不上，就进入试管婴儿的流程。至于"一段时间"有多长，没有绝对的界限，完全根据患者的卵巢情况、心理承受能力、年龄以及医生的经验等来判断。

年龄稍大（35岁以上），卵巢储备已经明显不足，怀疑或者经手术证实有子宫内膜异位症或者子宫腺肌病的患者，可以直接纳入试管婴儿的范围。

第二天早上，我带着其他医生走进芊芊的病房时，看到嘉嘉正把芊芊从床上扶起来。我觉得芊芊不需要扶，完全可以自理，不过看到小两口如此恩爱，也为之感到高兴。

看到我们进来，芊芊有点儿不好意思，把嘉嘉推开，自己一下子坐了起来，病房里其他两位患者都捂嘴笑了。

我查看了芊芊的腹部情况，问芊芊有何不舒服，排气了没。

"放屁了，她昨晚十点多就放屁了，刚才也放了，我听到的。"嘉嘉迫不及待地说。

芊芊排气了，就表示她可以吃东西了。腹腔镜术后如果没有特殊的情况，一般6小时后就可以进食流质食物，排气后可以进食半流质食物，第

2 天基本可以正常饮食。这也是腹腔镜手术的优势，患者术后恢复快。

开腹手术的患者一般都是术后第 7 天拆线，第 8 天出院；而腹腔镜手术，一般术后第 2 天拆线，有时医生也不缝线，直接让伤口黏合，起到美容的目的，第 3 天患者就完全可以出院，至于肚皮上的小伤疤，可以贴止血贴。如果患者不是瘢痕体质，肚皮上的瘢痕以后就看不见了。

腹腔镜手术中会用到二氧化碳作为撑开肚子的媒介，即使手术完成前医生会尽量把患者肚子里的气体放掉，还是难免有小部分气体残留，所以术后最明显的不适就是中上腹胀气，但随着排气，这种不适会慢慢减轻、消失，一般 48 小时后完全消失；如果排气后还是胀气，或者有加重的趋势，需要尽快找医生处理。

另外，术后患者还会出现呼吸时和翻身时胸口、肩膀痛，这是因为在术中，医生会把患者放成头低脚高位，让肠道自动往上腹部排列，可以暴露盆腔手术范围。这种不适也会在术后逐渐减轻直到消失，如果不能改善，那么就要怀疑是否有肩膀、手臂之间的臂层神经损伤，轻者可以慢慢恢复，不影响活动，但重者会造成臂层神经深度损伤，就需要很长时间恢复，甚至无法恢复。

所以，术后如果有肩膀痛，需要警惕，尽早通知医生处理。

芊芊问我手术情况，我如实和她解释，并且和她讲明白，给她半年时间备孕，如果没怀上就接着做试管婴儿。

"叶哥，我有信心，你看秋月不就已经有了吗？"芊芊满怀信心，对着隔壁床的秋月笑。

秋月，28岁，不孕2年，8个月前找我看诊。

造影显示她双侧输卵管通畅，B超显示左侧卵巢包块，考虑为巧克力囊肿，子宫增大，子宫前壁肌层增厚，回声不均匀，提示有子宫腺肌病可能。

对于巧克力囊肿，B超基本可以很准确地判断，因为囊肿里面包裹的是陈旧的积血，有明显的包膜，超声下显示为云雾状回声，而一般的囊肿里面的液体是清亮的，超声下显示的是均匀、无回声区。如果超声下显示囊肿里面有混合性回声或者强回声团，就要警惕一些卵巢恶性肿瘤的可能。判断巧克力囊肿，不需要做CT或者磁共振，除非怀疑有恶性病变，也不需要把CA125作为硬性指标。

我翻看秋月其他的检查报告，性激素正常，FSH 3.12 mIU/mL、LH 4.52 IU/L，阴超显示左侧基础卵泡8个，右侧基础卵泡10个，表示她的排卵功能和卵巢储备良好。男方精液报告显示各项指标也正常，其他一些抗体之类的检查我没有看，正如我前面所说，没有意义。

　　根据我十年来的临床总结，结合秋月的资料，我判断她是患子宫内膜异位症和子宫腺肌病。像秋月这样的情况，如果还没达到不孕的程度，通过中药治疗，自然怀孕的概率为20%，但是秋月已经不孕了。

　　如果做腹腔镜手术的话，只要卵巢储备充足，术后给予中药治疗，等待一年，自然怀孕成功率为30%；怀不上的话，还可以走试管婴儿助孕这条道，这种情况下，试管婴儿的成功率也在30%左右，当然如果中西医紧密配合治疗的话，成功率可以更高些。

　　"秋月，我建议你考虑腹腔镜手术为好，当然如果你愿意，直接考虑辅助生育手段，比如直接试管婴儿助孕，也合理。你再考虑考虑。"

　　"叶哥，我大老远从福建找到你这里，就是希望你给我一个明确的建议啊，我也拿不定主意。"秋月的话让我有些难办，不是我不给她明确的建议，而是选择这两种助孕方法哪一种都是合理的，都可能会成功，也都可能会失败，都有一定的成功率，我只能交给患者自己决定了。

　　"秋月，试管婴儿是很成熟的技术，成功率也越来越高，你的情况完全适合，但是因为你的病因比较特别，试管婴儿的成功率相对要差些。你年龄不大，卵巢储备也可以，所以先做腹腔镜手术，得到一次自然怀孕的机会，至于成不成功，就看命运安排了。我建议你还是先手术吧。"我几乎很明确地表达了我真心的建议。很多时候，对于医疗上的观点、做法，确实只有医生知道。所以，患者找医生看诊，要学会把医生的真实意图给"逼"出来。

第二个月，月经干净后，秋月按时住院接受腹腔镜手术。手术处理了盆腔粘连和巧克力囊肿，但是没有处理子宫腺肌病的病灶，因为秋月的子宫只是稍大一点儿，局部并没有突起病灶，与其在子宫上划几刀，还不如保持子宫的完整，这样更有利于怀孕。

术后我并没有给秋月打 GnRH-a 针剂。GnRH-a 通常被广泛运用于子宫内膜异位症的治疗。按原本意图，使用这类针剂能够增加怀孕的概率，减少复发，我也曾经在很多年前使用过，但是使用一段时间后发现，并没有想象中那么有效，后来慢慢就不用了。通常只要患者想自然怀孕，我一概不用这类针剂，来一次月经后患者可以立刻备孕。

经过十多年的积累，对数百例子宫内膜异位症手术病例进行总结，我得出了与主流观点不一样的结论（以下仅为我个人观点，具体到每个人的情况，还是建议大家遵医嘱）：

1.巧克力囊肿术后出现复发的，基本都是打过针的；没打过针的，复发案例非常少。

2.巧克力囊肿术后怀孕的，打针与不打针没有区别，但不打针的总体自然怀孕时间提前；怀孕率没有多大的差别。

3.巧克力囊肿引起痛经的，打针以后痛经比不打针轻很多。

如果患者是以治疗痛经为目的的，术后我建议打针。有痛经又要生育怎么办？由患者决定哪个重要。当然也可以同主刀医生沟通，看到底是打好还是不打好。

术后，秋月继续中药治疗，后来过了一段时间，测到怀孕了，专门从福建回到广州住院安胎。

还有一个姑娘，夏荷，27岁，不孕3年，双侧巧克力囊肿，没有做输卵管造影，男方精液检查正常。她跟秋月在同一个聊天群，当时她和秋月是在同一天来找我看病的。

在我的经历中，双侧巧克力囊肿能自然怀孕的概率非常低，至今我诊治的双侧巧克力囊肿有二百多例，只有3例在等待手术或者等待做试管婴儿的过程中，吃中药自然怀孕。

之前看诊的医生有的建议夏荷做腹腔镜手术，有的建议她别在手术期间吃中药，有的建议她直接进行试管助孕。夏荷蒙了，不知如何选择，后来找到我。

我看了夏荷的资料，月经第3天查血，FSH 11.74 mIU/mL、LH 3.28 IU/L，说明夏荷的卵巢储备功能不好，但是医生没有做进一步的确认。

我告诉她："夏荷，今天我无法给你建议，三种选择目前无法决断，你必须先做卵巢储备功能检查，确认储备情况后，我才能给你建议。"

如果卵巢储备功能已经不好，在进行巧克力囊肿剥离手术时，稍微损伤皮质都可能导致卵巢功能的极速下降。如果手术的技巧不佳，伤害到卵巢，严重的甚至会导致卵巢早衰。所以，如果检查发现卵巢储备不好，我会建议患者直接进行试管婴儿助孕。

在这里，我想提醒读者，有些医生缺乏的往往不是具体的操作技术或知识，而是结合患者个人情况分析处理问题的能力，对什么情况下哪些人适合哪些治疗手段的认识不够。

对于夏荷，我必须在得知她的卵巢储备情况后，才能给她明确的答复。

后来为了等待检查，夏荷在医院旁边的酒店住下了，第

4 天，我夜诊的时候，夏荷拿着检查报告来到诊室。

"叶哥，检查报告出来了，好像不好，不知能否手术。"夏荷忧心地说。

我接过夏荷的报告，月经第 3 天查血，FSH 9.03 mIU/mL、LH 3.84 IU/L、AMH 0.67 ng/mL，阴超 AFC 左侧 2 ～ 3 个，右侧 3 个。卵巢储备明显不足。

这种情况如果选择手术，术后要是短期内怀不上的话，可能会促使卵巢早衰，但谁又能知道巧克力囊肿患者术后多久可以怀上呢？

"夏荷，按你的情况，我不赞成做腹腔镜手术，手术可能会导致卵巢早衰，这可是很严重的。我建议你到生殖中心和医生沟通能否直接做试管婴儿。在整个试管婴儿进程中，可以加上中药治疗，有助于巧克力囊肿的控制和提高试管婴儿的成功率。"这是我给夏荷的最终建议。

"真不能手术吗？我不想试管，既花钱又麻烦。"

夏荷的顾虑很多人也有，但是有简单的方法的话，谁愿意去接受复杂的呢？

生殖医学上没有简单的方法，任何方法都是相对合理，手术也好，试管婴儿也好，吃中药也好，都不能保证患者怀孕。

所以，对于助孕方法的选择，不是想怎么样就怎么样，而是要考虑这种助孕方法有没有必要。

对于找我看生育问题的患者，我第一句话就会问："你生育的愿望有多强烈？"

如果患者的生育愿望强烈，我就会积极地准备方案助孕，让患者花钱受罪也有必要；如果患者的生育愿望不强烈，我会选择普通的助孕方法，患者也没必要为此大费周折，花钱折腾。再一次友情提醒，看生育问题不是看病，放下"生育"诉求后，患者就不再是患者了。

也可以用一句更加明确的话来说：不孕不等于疾病，看不孕不等于看病。如果按照看病的模式看不孕，冤枉。

我对夏荷说："夏荷，你能接受这样的事实吗？就是如果手术后不久，怀不上，你可能出现卵巢早衰，到时候连试管婴儿的机会也没了。如果你能接受，可以选择手术，但我不会给你做，因为根据你的情况我反对你做手术。"

我估计夏荷心里不太好受，她来找我就是想让我给她做手术，但是我竟然拒绝了她。没办法，因为她的目的很明确，就是要怀孕，而手术并不能很好地帮她达到目的，万一又出现变故呢？

经过我再次解释，夏荷接受了试管婴儿的建议，因为她家在广西，她决定在广西进行试管婴儿助孕。

在接下来的日子里，夏荷每月都来广州一次，找我开中药，6个月后移植成功，最终顺产一男娃，皆大欢喜！

辩证看中医，别让"治病"变"致病"

芊芊术后第 5 天，恢复得很好，我觉得她可以出院了。

按照中医对于盆腔粘连、子宫腺肌病和子宫内膜异位症的认识，血瘀是芊芊最基本的病理，但是除了已经明确的疾病外，"四诊"（中医的望、闻、问、切）上并没有收集到太多血瘀证的症候，这就是中医讲的"没证有病"，那么选择中药就要从病，不涉及证。按照"四诊"，芊芊属于脾虚有湿，正规的治疗应该是健脾化湿，但是芊芊不孕的原因已经明确，就是盆腔炎、子宫内膜异位症、子宫腺肌病，属于血瘀证的范畴，所以，我给芊芊用的是活血化瘀的中药，而不是健脾化湿的中药。

按照我多年的经验，治疗子宫内膜异位症，除了用化瘀活血的中药外，还需要适当加上清热解毒药。有两个方面的考虑：第一，芊芊的盆腔炎和子宫内膜异位症病程已久，按照中医，血瘀日久化热，热不除即可生毒，所以要在活血化瘀的基础上添加有清热解毒功效的中药；第二，子宫内膜异位症、子宫腺肌病的病理特点较特殊，难以根除，容易复发，严重影响生殖健康，类似于恶性肿瘤的生物行为，而清热解毒的中药在预防和治疗恶性肿瘤上有一定的辅助功效，因此，适当用清热解毒法也是完全合理的。

所以，我给芊芊开了活血化瘀和清热解毒的中药处方。

半月后，芊芊如期复诊，那天她来了术后的第一次月经。我告诉芊芊，月经干净后可以开始备孕了，但是芊芊有些犹豫。

"叶哥，我的盆腔粘连那么严重，会不会很容易宫外孕？"芊芊有点儿忧心。

确实，宫外孕的发生与盆腔炎有着密切的关系，超过90%的输卵管妊娠都是盆腔炎导致的，但是盆腔炎并非一定就会导致宫外孕。要避免宫外孕，就得避免怀孕，既然要怀孕，就避不开宫外孕的可能。所以纠结也没用，有时要看运气。

"有预防宫外孕的方法吗，叶哥？"芊芊继续问。

很遗憾，除了不怀孕，没有任何办法避免自然怀孕中宫外孕的可能。积极治疗盆腔炎，腹腔镜手术处理盆腔粘连，中药治疗等，都只是减少宫外孕的发生概率而已，但没法杜绝。所以，与其一直担心宫外孕的发生，还不如不去管它，怀上再说。

"叶哥，我可以艾灸吗？网上很多人都在艾灸，说可以帮助输卵管运动，减少宫外孕。"芊芊的这个问题很有意思，这也是一个普遍的问题。

现在是信息社会，网络信息平台上各种医疗手段、医学观点泥沙俱下，而艾灸竟然也成了中国老百姓的日常保健法。走到哪儿都是艾香飘荡，好像什么病都可以用艾灸，艾灸一时成了万能宝贝，很多女性走到医生面前，散发的不是迷人的香水味，而是艾叶香味！

艾灸，其实属于中医的温阳法中的一种，适合中医所说的有虚寒证的人，对于一些寒凝、血瘀、气滞的患者也合适。但是对于阴虚有热、湿热明显的人，艾灸就成致病因素而不是治病方法了。

为何艾灸会在女性群体里盛行呢？因为女性常被某些中医诊断为"宫寒"，手脚冷是宫寒，不孕是宫寒，睡觉不好是宫寒，吃饭不香是宫寒，放屁放不出是宫寒，大小便不爽也是宫寒……反正，在这些医生的眼里，几乎所有的女性都宫寒。

关于宫寒，前面已经多次涉及，我就不再探讨了。

艾灸是很好、很科学的中医疗法，只要医生判断准确，方法使用得当，效果确实会让人满意；但是如果判断不对，使用不当，不但无效反而会有不良反应。

下面两个实例就是很好的证据。

小千，32岁，不孕3年，检查后诊断为多囊卵巢综合征，按照中医辨证来看，她属于痰热证。我给她开了丹栀逍遥散，再加清热利湿药，并且要求她减肥10斤后促排卵治疗。但是她吃了2个月中药后，没有一点儿效果，体重也没减下来，并且暗疮、便秘比原来更加严重。

我百思不得其解，经过详细询问，才得知她每天都在艾灸！

我问她为何要艾灸，她说是朋友推荐她这么做的。我又问她那个朋友是医生吗，她说不是，只说她朋友也月经不调，通过艾灸取得了明显效果。

要是推荐美味菜色，我觉得有这样的机会应该去尝试，但是，对于医学上的东西，除非对方是专科医生，否则一定要慎重考虑。

医学的治疗，特别是特殊的治疗方法，都有严格的适应证，并不是每个人用了都有效，小千的朋友可能刚好是脾肾虚寒引起的月经不调，艾灸就是一种很好的治疗方法。但是小千是湿热证，属于实证、热证，中医的治则：实者攻之，热者清之。我给她开的丹栀逍遥散应该有效，但是她一边吃中药，一边天天艾灸——中药帮她清热、利湿、泻火，艾灸又让她温阳生火，这不是乱来吗？

我告诉她立刻停止艾灸，她不适合艾灸。

停止艾灸半个月后，小千脸上的红痘开始慢慢消退，3个月后减肥12斤。我给她促排的同时继续进行中药治疗，小千最后终于成功怀孕，并足月自然分娩。

目前，通过试管婴儿助孕的人越来越多，传统的中医药治疗在现代辅助生育技术上的作用是肯定的，但是也存在很多问题，不少不懂现代生殖的中医，也有胆子给接受辅助生育治疗的患者开药，因此造成了一些中西医在现代生殖上的冲突，甚至让西医因此而更加排斥中医。

小玮，36 岁，不孕 4 年，子宫腺肌病，输卵管堵塞，试管婴儿助孕。

从 2013 年 2 月开始，到 2014 年 9 月，连续促排取卵 4 次，每次取卵配成胚胎质量都不好，4 次共取卵 28 枚，但只配成 4 枚质量一般的可以移植的胚胎，移植了 2 次后都没有着床成功。

小玮很着急，医生百思不得其解，各种病历讨论都确认试管婴儿过程中不存在任何问题。小玮的性激素很好，卵巢储备也不错，她丈夫的精子也很棒，基本接近"特种部队"水平，精子 DNA 碎片指数（DFI）也很低。小玮用了 3 种常用促排方案都没法获得好的胚胎，后来准备开始新的试管婴儿周期，试管婴儿医生建议找个中医调一调，另外，医生暂停了试管婴儿方案，让小玮休息一段时间，再继续新周期。

在这期间，小玮找到了我。

我看了小玮的病历和试管婴儿方案，确实都很规范，不存在任何问题，各种检查指标也都挺好。

"小玮，你先生抽烟不？"对于一些反复流产的患者、试管婴儿中胚胎质量不好的患者及反复移植不成功的患者，我都会先问这个问题。

抽烟给男性带来面子和感觉上的快感，同时也带来生殖方面的损伤。看着一些男性由于弱精、畸精、少精而接受医生的各种治疗，却不肯放下手上的香烟，真是让人无语！可以这样认为，吃一个月的强精、生精药，抽几根烟就抵消了！

二手烟对女性生殖的危害也很大。有研究显示，吸二手烟的女性患不孕症的概率比不吸的女性要高出近3倍。男性同胞们，看着自己的妻子每天吃一大把药，你们于心何忍？

"叶医生，我家那位不抽烟，也不喝酒，偶尔喝点儿咖啡，但是经常熬夜。"小玮说。

我看了小玮的舌头，舌质暗红，舌尖布满红点，舌苔基本没有（别以为舌苔光光的很干净是好事，这可是阴液不足的典型征象）。我又摸了摸小玮的脉象，细数带弦，属于阴虚气郁。加上小玮说她有失眠、心烦、咽干、便秘、经常出汗等症状，我判断她属于长期的肝气郁结，日久化火伤阴，从而导致了肝肾阴虚。

我再让小玮把之前的中医处方拿给我，一般我是不看的，毕竟中医百家争鸣，理论和经验遍地开花，而这些年来我也不评论别的中医的治法、方药，因为在他们眼里，我的做法和观点说不定是错的。但当我看了小玮之前的处方后，我认为我找到了她促排配成胚胎质量不好的原因。

小玮从2012年5月份开始看某正规中医，一直坚持到2014年7月最后一次促排卵。除了月经期有明显变动外，处方基本上都是温阳补肾方药，其中熟附子、细辛的使用贯穿了整个中医治疗过程，在进入试管婴儿周期后，还是继续温阳治疗，并且在每次促排阶段和降调阶段，都加上了艾灸。

又是艾灸。

我怀疑那个中医根本不知道试管婴儿超促排和降调是什么意思。

"小玮，你已经吃了很长时间中药了，我今天会给你重新开，但会跟之前的医生开的不一样。另外，从今天开始，停止艾灸！"我认为小玮当时的中医治法应该是滋养肝肾加上疏肝和血，而不是温阳。

"为什么不能艾灸，叶医生？很多人都在艾灸啊，我在的一个聊天群里也有很多人在艾灸，都是医生建议的，说她们宫寒。"小玮问道。

"小玮，这个属于学术范围，我不和你解释了。不过提醒你一点，宫寒的人的确有，但是你所在的聊天群有数百人吧，她们全都是宫寒，你不觉得奇怪吗？"作为医生，我基本不与患者探讨医学理论和观点，患者找我，我会按照我的经验和知识给予我认为合理的建议。

我给小玮开了很普通的两条经典方药：六味地黄丸和逍遥散，并做了适当的加减。此外，我还交代她加强有氧运动，生活要规律，禁吃各种腌制食品。两个月后再重启新的试管婴儿周期。

2015年元旦后，小玮重新到原生殖中心开始新的试管婴儿周期，并采用了普通拮抗剂方案，取卵8枚，配成优胚5枚，2枚普通胚；冻了2枚优胚，5枚养囊，获得1枚高质量囊胚和1枚普通囊胚，3月份移植，获得成功，2016年新年顺产一健康男婴。

芊芊是术后复诊，而且她属于脾虚痰湿加血瘀，所以可以艾灸。

"芊芊，你可以艾灸，没问题，并且艾灸对你来说，也是一种重要的辅助治疗方法，建议你隔天艾灸一次。"

　　后来，我让琪琪帮芊芊选了足三里、合谷、神阙、气海、阳陵泉、中脘几个穴位。虽然我并非专业的针灸医生，但选几个艾灸穴位还是没问题的。

　　就这样，术后的芊芊在苦味甚浓的中药中度过了一日又一日。有时我真佩服这些坚持吃中药的女性。

　　对于考虑生育的女性，我在临床上也从来不挑选虫类药物，因为虫类药多数有小毒，使用不当将影响胚胎；另外，虫类药多数伤脾胃，长期吃可能导致肝功能异常。如不考虑生育，倒可以考虑使用适当的虫类药物，因为其在改善痛经上可能有效。

担心辐射？做 1 次 B 超和打 1 次电话影响一样

2012 年 6 月 4 日，周一，夜诊。

晚上 7 点 30 分左右，诊室里响起了"请 23 号芊芊到第九诊室就诊"的声音。

诊室的门"吱"的一声开了，一位穿着粉红色连衣裙的长发美女走进来。

在我印象中，这可是芊芊第一次穿得这么特别来就诊。

"芊芊，今天是你的结婚纪念日，恭喜啊！"我笑着和芊芊打招呼。

芊芊欲言又止，眼带泪花，双手捧着一个精致的盒子。她在我面前打开盒子，颤抖着拿出一根验孕棒。

"叶哥……"芊芊激动得说不下去。

两道红杠！

"恭喜啊，芊芊，你中奖了。亚丽，赶紧给我开张验血单，让芊芊把 HCG 和孕酮给查了。"对于像芊芊这样的患者，一旦发现怀孕，我在口头上为她高兴之余，内心也祈祷着：千万别是宫外孕！

"叶哥，我有了！"一声清亮的男高音从门口传来。原来，嘉嘉也来诊室了，只是他开心过度，口误了。

"嘉嘉，你有了，有了，你终于把芊芊给搞有了，哈哈哈……"医患之间，如果彼此信任和理解，可以像好友之间一样开些无伤大雅的玩笑。

到了晚上 9 点 30 分，还剩下 20 位患者没看，芊芊拿着化验单回到了诊室。

这时，芊芊清醒了，眼里不再闪着泪花，反而有点儿焦虑地问："叶哥，数值好像不好，孕酮有点儿低，不会是宫外孕吧？"

HCG 981mIU/mL，P 12.63ng/mL，停经时间 35 天，这数值确实有点儿低。

但是，芊芊末次月经第 1 天是 2012 年 5 月 1 日，只在月经周期的第 11 天和第 20 天同房，而她的基础体温升温是在第 22 天，所以这个数值是在同房后第 15 天测的，完全正常。有些女性排卵不规则，一旦怀孕了就不宜再按照正常的情况来看待其检查数值。

"芊芊，结果很好啊，95% 的概率是宫内，不放心的话，3 天后做个阴道 B 超。"我开心地和芊芊说。

一般情况下，宫内胚胎好的话，HCG 数值会很高，芊芊 3 天后的 HCG 值应该是 3000mIU/mL 以上，基本上通过阴道 B 超可以判断是宫内孕还是宫外孕了。当然，一些经验丰富的医生也可以在更早的时候让患者做 B 超进行判断。

我给芊芊开了地屈孕酮片和安胎的中药，并在中药里加了丹参和田七两个活血药。

"老师，孕期可以用活血药吗？"站在我身后的助手瑄瑄问。

活血化瘀药有两种类型，一种是破血伤正气的药，药力比较迅猛；一种是养血不伤正气的药，药力较温和。

血瘀体质或者有一些特殊疾病的患者，在怀孕后完全可以适当使用温和类活血药，丹参、田七就属于这类。

芊芊的基础疾病是子宫内膜异位症、子宫腺肌病、盆腔炎，在中医上，其病机就是血瘀，瘀血不去，新血不生。子宫内膜异位症、子宫腺肌病患者怀孕后的流产率比较高，按中医来讲就是血瘀阻滞子宫，胚胎的气血来源受阻，从而发生流产。所以，除了经典的补肾安胎药，这种情况下给予适当的活血药，不但不伤胎，反而能养胎、安胎。

当然，像桃仁、益母草、三棱、莪术之类的活血破血药，就不能用于孕期安胎了。

"叶哥，这么早做 B 超会不会对身体和胎儿不好呢？"芊芊提出了一个很多人都问过的问题。

至今，没有报道说常规的普通 B 超检查会导致胚胎发育异常。而一些传言，如 B 超会引起胎儿发育异常，属于不负责任的言论，不必相信。一般有生育困难的患者，在怀孕早期（一般在怀孕 5 周以内）可以先排查宫外孕（目前宫外孕在生殖障碍患者中发病率很高），然后在第 7 ~ 8 周再做一次 B 超，确认宫内胚胎存活情况。有反复早期自然流产史或者进行胚胎

移植的患者，一般在第 9 ～ 10 周再一次 B 超。没有流产史的患者，到第
12 ～ 13 周接着做早期排畸 B 超检查（NT 检查）；这样的 B 超检查完全不
会造成任何伤害。如果非要说有什么影响的话，做一次 B 超的影响和用手
机看一次微信或者接听一次电话的影响是一样的。试问：现在哪位女性不
用手机，不看电视呢？所以，建议大家在听到一些有关健康的信息时，先
找专业医生咨询确认，以免造成不良后果。

　　红影，27 岁，3 年前我给她做过左侧输卵管妊娠切除手术，
手术中发现右侧输卵管也有粘连并不完全性积液。我在手术
中帮她做了疏通，术后告知她以后可以直接选择试管婴儿技
术，因为如果再次自然怀孕的话，有可能会出现右侧输卵管
妊娠。
　　但是红影坚决要试一试自己怀孕，我就建议她吃吃中
药，期望可以增加她怀孕的机会并且降低宫外孕概率。
　　术后半年，红影还真怀上了。在她停经 38 天时查血，
HCG 8920mIU/mL、P 37.21ng/mL，检查结果非常好，宫内妊
娠的可能性很大，但是出于安全考虑，我建议红影做一次 B
超检查，明确是宫内妊娠后，就可以专心安胎了。
　　但是红影的丈夫坚决反对做B超，他也是一名内科医生，

他说自己听一些妇科专家说，B超会对胎儿有不良影响。但是他忽略了一个前提，连续多次、每次时间半小时以上的B超才可能有影响，而且是"可能"。另外，对哪位患者，医生也不会进行连续的、每次超过半小时的检查啊。

看红影的丈夫这么坚持，我也大意了，看着红影棒棒的HCG和孕酮值，觉得应该不会是宫外孕，也就没有强求她做。

5天后的中午，红影给我发微信，说自己突然肚子痛，很想拉大便，激烈痛后接着是隐隐作痛，大约20分钟后出现了头晕、呕吐。她的医生丈夫还以为是孕吐。我感觉不妙，让她立刻到附近的医院挂急诊，因为我怀疑她有可能是宫外孕破裂，不然就是黄体破裂，反正就是腹腔有内出血了！

如果是黄体破裂，还不会特别让人担心，但如果是宫外孕破裂就很难说了，因为宫外孕一旦破裂，会导致腹腔内出血，1小时就会导致休克，甚至会出现生命危险。

红影还是赶到了我所在的医院。当天我刚好值三线班，二线医生正在手术台上做着择期手术，我赶紧让一线值班医生赶到急诊室，并第一时间告诉他患者的名字。

10分钟后，一线医生的跟班实习生给我打电话，说患者红影初步考虑是腹腔内出血，并且估计出血量很大，血压已经明显下降!

我们赶紧开通绿色通道，给她打上补液，抽血检查，没等检查结果出来，立刻送手术室，麻醉，下刀。

在腹腔镜下，红影整个肚子里都是血和凝血块，初步估计内出血 2500 mL 以上。好在及时处理并及时手术、输血，红影没有出现生命危险，并且很快康复。

后来手术证实，红影属于输卵管间质部妊娠破裂，由于位置靠近子宫，血流丰富，所以胚胎营养足够，和早期宫内孕没有差别。

所以，在怀孕期间，该做的检查还是要做，如果检查对患者有害，医生是不会建议患者去做的。另外也请患者放心，早期的 B 超检查是安全无害的，不管是腹部 B 超还是阴道 B 超。

保胎针有没有效，实践比权威更有说服力

2012 年 6 月 7 日下午，芊芊按期复诊，抽血查 HCG 为 2500mIU/mL，比上次增加了两倍多，虽然属于正常范围，但按我自己的经验，觉得 HCG 长势偏慢。阴道 B 超提示：宫腔内见 5cm×4cm 暗区，考虑早期孕囊（原始胎盘组织），左附件见 4cm×3cm×3cm 包块。芊芊着急地等我给她解释。我告诉芊芊，目前 HCG 的数值和 B 超正常，基本是确认宫内妊娠，但 HCG 数值不高，建议打 HCG 针。因为家在深圳，芊芊说回深圳开针剂处方。

第二天晚上，芊芊在微信上给我私信："叶哥，怎么办？今天找了两个医生都不给我打针，一个说 HCG 没有用，还说很多高级医院的权威专家都不用了；另一个医生说还没有完全排除宫外孕，不能用。"（有关这个问题，可以参考《怀得上，生得下 2》的相关内容，书中有详细的论述）

在医学上，任何事情都不是绝对的，说 HCG 没有作用的医生，或许在他经历的大量案例中发现使用 HCG 针后真的没用，所以不去用 HCG 针，这完全可以理解；但是，如果只是因为某医生在某场合说了一句没有用，而大家也都附和说没用，这不是瞎扯吗？反正我十几年来的实践证明，HCG 针在早期预防流产中具有和孕酮、中药等同等重要的作用，甚至还有优势——比孕酮和中药安胎都安全。

6月9日，芊芊再次来诊室找我，目的就是让我开HCG针。我让芊芊拿了针剂后，先在医院打一针，然后把打针处方、医嘱和药物带回当地，找社区门诊处理，不需要再去医院找医生了。社区门诊基本都可以帮忙打针，很多进行试管婴儿的外地患者，基本都在当地的社区门诊打针。我认为社区门诊应该全面开展这些业务，只要有正规医院的医嘱，只要药物不是特殊的、容易过敏的或者毒品，都可以在社区医院使用。

　　就这样，芊芊打着HCG针，吃着中药和孕酮，过了一关又一关，顺利平安地度过了孕早期和孕中期。

　　写到这里，我又想起了另一个患者——史亚楠。

　　史亚楠，25岁，因为巧克力囊肿手术治疗后一年半未孕，在另一生殖中心做试管婴儿，移植第12天抽血，HCG 11.31mIU/mL，医生认为生化（指化验证明怀孕，但后来发现胎儿没发育或早期流产）了，放弃。在亚楠的要求下，医生只好建议她继续用药后观察。3天后抽血复查，HCG 32.47mIU/mL，医生认为没有任何希望了，要亚楠停药等待月经。

　　亚楠不死心，找到了我希望能继续保胎。我看了亚楠的检查指标，明确地告诉她，移植15天，HCG 32mIU/mL，保胎也没有意义，不如等月经来了再开中药，接下来在新的移植周期用中药辅助，希望下一次成功。可是亚楠非要我开保胎的中药，我想，开就开吧，反正保胎的中药也只有好处没有坏处。开完中药后，不知是哪根筋一时不对，我又把已经走到诊室门口的亚楠喊了回来："亚楠，既然你不放弃，我再给你一个建议吧，你可以回去咨询你的试管婴儿医生，开几针 HCG 打打看，反正打了没效也不会有什么问题。"

亚楠说："叶哥，你就开给我吧，估计那边不会，也不肯开的，只要有一丁点儿机会，我都会尝试。"

如果亚楠是自然怀孕，我肯定会开 HCG 针给她，但是她是做试管婴儿的，我不能直接开给她，只能建议她回原来的生殖中心咨询。至于为何这样，我只能说，不同的医生，除了观点做法有差异外，说实在的，医院与医院之间，医生与医生之间，科室与科室之间，还存在着竞争，对于同时就诊于不同医院、不同医生的患者，我一般都尽量避免与另一个医生发生冲突。如果我开药给亚楠，而亚楠的试管婴儿医生反对用 HCG 针，不管亚楠的结局如何，两边的医生就已存在行医的冲突，而且在进行试管婴儿助孕的过程中，中医药只能处于辅助地位，这个定位很重要，最终如能成功，也是试管婴儿这门技术的功劳，中医药就沾点儿光而已。

但作为医生，我也必须尽责地给亚楠足够的建议。多年来，虽然我会给做试管婴儿的患者一些西药治疗的建议，但一定会要求患者和试管婴儿医生沟通，最后开不开药就由试管婴儿医生决定了。当然，对于那些自然怀孕的，一切需要的西药我都会开给她们。

"亚楠，抱歉！因为你是进行试管婴儿助孕的，我只是建议你打 HCG 针，但你还得征得你的试管婴儿医生的同意后才能用。"我遗憾地告诉亚楠。

"叶哥，那你能告诉我，怎样用这针吗？"亚楠继续追问。HCG 针用于怀孕早期，它并不是直接提升血液中 HCG 的浓度，而是通过另一途径增强怀孕早期孕酮的支撑功能，与直接用孕酮的目的是一样的，但作用途径不一样。

有些人认为打大剂量的 HCG 就可以促进胚胎的发育，其实不然。我们曾试验过，当天打上 10000 单位的 HCG，第二天抽血，查血也就只有 100 单位左右的 HCG 而已，所以，使用 HCG 针保胎，不要用大剂量，而要用小剂量，一般每天一次，一次 1000 单位；或者隔天一次，一次 2000 单位。如果血 HCG 不高的话，可以一直打到孕 9 周，孕 10 周后就不打

HCG 了，因为此时血 HCG 已经处于平稳状态，甚至已经开始下降，胚胎的维护慢慢就转交给胎盘了。使用 HCG 针促进胚胎的发育，最佳使用时段是孕 5 ～ 7 周，这是关键时期。

不知通过什么途径，亚楠找到了可以帮她打针的医生，按我说的方法，打了 3 针后，刚好过了 6 天，亚楠再次抽血，HCG 突然上升到 520mIU/mL，6 天涨了 15 倍。

可是亚楠并不开心，她找我复诊，说："上午去生殖中心复诊，医生还是让我放弃，移植后 21 天，HCG 520mIU/mL，完全不符合正常标准，升高只是因为打了 HCG 针而已。叶哥，我是不是真的必须放弃了？"亚楠有点儿沮丧。

我倒反而觉得亚楠真的有机会了。大家不信可以去尝试一下，打几天小剂量的 HCG 后抽血，看看 HCG 值有多高。涨了 15 倍，意味着亚楠的移植胚胎可能才开始复苏发育。

我告诉亚楠："既然涨势这么好，别放弃，继续努力，针继续打，这回我也敢开针剂给你了。"

之后她又打了 4 针。过了 7 天，亚楠的 HCG 已经达到 5630 mIU/mL，我又让亚楠回生殖中心复诊，看看生殖中心是否有增加保胎的措施。

回去复诊，生殖中心的医生觉得不可思议。医生也为亚楠感到开心。生殖中心的医生给亚楠增加了保胎措施，亚楠也继续在我这里开中药，在移植第 35 天，做了一超（主要检查胎儿是在宫内还是宫外，以及胎芽和胎心），宫内 6 周，活胎（比理论上少 1 周）。接着二超、NT 检查、16 周大排畸（彩超排畸检查）、24 周三维彩超都顺利通过，在 35 周时胎膜早破，顺产一健康男婴，体重 4.6 斤。

我一直认为这不是奇迹，而是很普通的案例。当然，也有很多打了 HCG 针一样停胎、一样胚胎不发育的案例。HCG 针就像普通的孕酮、中药一样，仅仅发挥着自己应有的保胎作用。

孩子生下来之前，千万别心存侥幸

转眼到了 2012 年的深秋，南国的深秋仍然是一片生机勃勃的景象。

11 月 20 日下午 5 点左右，诊室里走进来一位身体笨重的孕妇，我抬头一看，这不是芊芊吗。

以前那位穿着粉红色飘逸连衣裙的美少妇完全变了样，芊芊身材臃肿了，脸变大了，鼻子也变宽了，可是一件卡通图案的小熊维尼孕妇裙却把她另外一种美感体现出来了。

"芊芊，干吗呢？ 30 周了吧，产检顺便来看看叶哥吗？"其实我知道她是深圳的，不可能来这里产检。

我的诊室时不时有"大肚婆"前来，都是为了看一些产科不看、内科不看的"产妇内科病"，因为特殊的医疗环境，很多医患彼此之间有戒心，科室之间的相互推诿使很多孕妇的问题得不到及时处理。这不知要怪谁？

记得曾有一个护士来我这儿看不孕，后来怀孕了，喉咙痛又来找我。我问她为何不在她所在的医院看，她说没有医生愿意帮她看，内科医生让她找产科，产科医生又让她找耳鼻喉科……

其实，这很简单，只要没有流血没有宫缩之类的问题，就不归产科看，而应该去找相关科室，相关科室应该给予处理。但是因为患者是孕妇，处于敏感时期，有时医生为了自保，也只能无奈建议。

我既是妇科医生，也是中医。孕期合并急性咽喉炎没什么大不了，我给她开了三剂清热解毒、利咽喉的中药。

这次芊芊挺个大肚子过来，估计不是因为什么简单的小事。

"叶哥，我昨天产检了，产科医生说我羊水过多，要我注意，我不知注意什么，查了一下资料，上面说得很恐怖，所以特意过来找你，看看是不是有问题。"芊芊着急地说。

我看了芊芊的 B 超报告，检查提示：羊水 AFV（羊水最大暗区垂直深度）8.2cm，羊水指数 AFI 25.1cm，提示轻度羊水过多。

羊水 AFV 在 8 ～ 11cm 为轻度羊水过多，12 ～ 15cm 为中度羊水过多，超过 15cm 属于重度羊水过多。AFI 25 ～ 35cm 为轻度羊水过多，36 ～ 45cm 为中度羊水过多，大于 45cm 属于重度羊水过多。

羊水过多的原因一般包括：1. 胎儿畸形、发育不良，基本上绝大多数在妊娠早期筛查和中期筛查中可以检出；2. 多胎妊娠，这种情况需要警惕双胎输血综合征；3. 母体因素，比如妊娠合并糖尿病、妊娠期贫血、妊娠期高血压等。

对于轻度羊水过多其实无须担心，中度羊水过多需要给予关注和适当的处理排查，重度羊水过多则必须严格明确病因，并积极地及时处理，以免出现严重的不良后果。

芊芊孕期各阶段的产检资料没有特别异常的，胎儿各部位暂时也没有发现异常，所以我告诉芊芊并不需要担心，可以不用特别处理。但是因为下肢肿胀影响活动，我给她开了中医经方"全生白术散"加黄芪、丹参、佛手等健脾、理气、活血的药物。

一周后，芊芊在微信上告诉我说肿胀已经明显改善，我就让她把药停了，并嘱咐她按照产科医生的交代继续到产科门诊随访产检。

2013年2月1日，农历腊月二十一，芊芊给我发了信息。当时她已经怀孕37周多了，当天下午刚刚去产科做了生产前的一次产检，一切都预示着芊芊可以过一个欢乐的春节了。她在短信中问我能不能坐4个小时的汽车回家过年，准备过完年就在家里生孩子，方便让家人照顾。

对于孕妇，特别是生育困难的孕妇，我一直劝告她们要谨慎出行，最好就近休息、养胎。但是仍然有不少人心存侥幸，认为其他孕妇可以逍遥逛街、干活，自己应该也可以，从不想想自己肚子里的孩子是怎么费尽千难万险得来的。

曾有个患者小兰，千辛万苦移植成功，怀孕第26周，坐大巴回老家，中途发生追尾，当晚就宫缩了，第二天一早小产。还有的患者因为和家人大吵一架后小产；还有人挺着大肚子跑到电影院凑热闹，第二天宫缩，接着小产。

以上这些案例，对于大家来说只是个案，代表不了什么，可是对于我来说不是个案，我碰到过很多类似的案例，所以我经常提醒那些好不容易怀孕的孕妇，别到处乱走动，乱来。但是依然有人因为各种原因放纵自己，最后出现流产。所以，在这里我还是要忠告一下有生育困难的孕妇，怀孕不容易，且怀且珍惜！

对于芊芊的咨询，我倒是没有顾虑，因为胎儿都已经足月，即使半路生下来也没什么危险。所以我就给芊芊回了信息：可以回去啊，小心点儿就可以了。没想到，这一回给芊芊带来了更大的艰辛。

芊芊回家后，2013年2月6日，在当地做了分娩前的最后一次检查，各方面监测结果都很好，想着过了年孩子随时可能降临，芊芊全家人都做好了准备，各种婴儿用品，吃的、用的、穿的，都准备妥当。但意外还是发生了。

2月7日，芊芊家邻居过年搞卫生，不知用了什么清洁剂，气味浓烈，飘到芊芊家里。一天都是刺鼻的气味。芊芊一开始也没太注意，等到了下午，感到全身不舒服，胎动频繁，她赶紧关好门窗，但此时她已经吸了6个小时有特殊气味的空气了！

2月8日，芊芊出现了恶心、呕吐，胎动也明显减少，她以为是吃了不干净的东西的原因，也就没在意，认为都已经要分娩了，刚刚产检过没事，就在家休息了。

2月9日上午，芊芊突然感到没有了胎动，觉得不对劲儿，只好到医院看看。医生多次听诊，均无法听到胎心，当即做 B 超，发现胎儿心脏已经停止跳动！

在除夕团圆夜，芊芊、嘉嘉以及家人度过了一个伤心的夜晚……也就有了本书的开头。

后来我自我反思，如果我再谨慎点儿，告诉芊芊别回老家过年，就在当地等待分娩，按照芊芊对我的信任，她应该会听我的劝告，那样的话，芊芊就不会发生这次悲剧。

时光流逝，芊芊的事情却一直压在我胸口，我知道她一定很伤心，想打电话给她，可是拿起电话又不知道如何安慰她，本来这是我的强项，但是不知为何对芊芊，却开不了口。

Chapter 5

准备做试管婴儿，
身体要禁得起折腾

天堂还是噩梦，有时只在"生"与"不生"之间

可视人流和宫腔镜下清宫无法减少宫腔粘连

电切虽然很爽快，后果可能很严重

传统手术两大法宝：微型剪刀和节育环

选孕育方案，技术是前提，理念很关键

天堂还是噩梦，有时只在"生"与"不生"之间

2013 年的整个春天，羊城的木棉花开得比往年都灿烂，但芊芊的事一直令我没有心情去欣赏木棉花的美。可能因为伤心过头，引产手术后，芊芊很长时间没找我，她只给我发过一次微信，说自己在家乡休养。我希望她能像木棉花一样坚强。

转眼间到了 2013 年的夏季。5 月 13 日下午，芊芊久违的身影出现在第九诊室，她穿着牛仔裤和黑色短袖 T 恤，略显疲惫和憔悴。原来，春节期间的死胎引产让芊芊经历了常人难以忍受的痛苦，我听了都觉得难受。这次她来找我，是因为引产清宫后，至今 3 个月没有月经来潮。

宫腔粘连，有"生育者的噩梦，无生育意愿者的天堂"之称。

宫腔粘连最主要的原因就是不良的宫腔手术操作，比如因人工流产、胎停清宫、反复宫腔通液感染及其他原因行的刮宫术等。宫腔粘连的临床表现不一，最主要的表现是月经量减少、经期缩短甚至闭经，对于有生育愿望的患者将严重影响其胚胎着床，所以是"生育者的噩梦"；而对于不想再生育的人，反而有好处，它减少了宫内膜病变的风险，患者每年也节省了不少卫生巾，所以是"无生育意愿者的天堂"。

芊芊引产时胎盘粘连难以自动剥离，医生采用了徒手剥离法，术后 7

天，发现大块组织留在宫腔，后做了清宫术，清除了残留的胎盘组织。清宫后一般出血 7 天左右宫腔会干净，超过 7 天就需要复诊，超过 14 天还不干净或者有腹痛等不适的，基本可以考虑有后遗症了，要么有残留，要么感染，要么子宫恢复不好。这时，除了普通的妇科检查和腹部普通体检外，最主要的检查还有两项：血 HCG 检测和 B 超。

正常情况下，引产或者早期流产后，HCG 一般在 2～4 周转阴性，如果确认胎盘组织已经排干净，HCG 却不能按时下降或者还在缓慢升高的话，就需要警惕一种少见的严重并发症：滋养细胞肿瘤。（《怀得上，生得下 2》有专篇论述）

芊芊在清宫后没有查过 HCG，但在第一次清宫后 14 天再次做 B 超时，发现宫内有 2cm×2cm×1cm 的强回声光团。医生考虑还有残留，建议她再次清宫。其实，像芊芊这种已经清宫的患者，残留物很小，完全可以通过吃药等待吸收，或者复查后再决定是否清宫，但是，从医学规范角度来说，只要患者子宫里面有异常，不管残留物大小，医生建议清宫的做法是对的。

按理说，由于各种原因导致人流清宫术后有残留组织，只要残留物不大，合理使用中药是明智的，残留物直径小于或等于 2 cm 的，大约 85%可以通过中药治疗得到吸收，只有少量需要再次清宫。

但是事实上，大约 85% 的患者再次清宫，其中只有 15% 左右的人免于再次清宫的损伤。

当然，对于明显的大块残留物，还是尽早清宫为好。但是，清宫，特别是短时间内反复清宫，可能会给子宫带来极大的伤害。

我让芊芊立刻去进行 HCG 和 B 超检查，结果 HCG 已经是阴性，B 超提示子宫内膜不清晰，宫腔内截断征明显，回声杂乱，加上芊芊引产后三月没月经，这已经可以判断芊芊有宫腔粘连，并且可能是非常严重的一类。

可视人流和宫腔镜下清宫无法减少宫腔粘连

芊芊接受的是普通的清宫术。

现今，某些医院宣传的可视人流或者宫腔镜下清宫之类的手术，其实就是指整个手术过程都是可视的，避免了残留的发生。不过，残留是避免了，粘连的概率却增加了！

本来，人流或者清宫术是一种靠经验、靠感觉、需细心操作的技术，而不是靠眼睛看着操作。20 世纪 90 年代，我刚毕业时，我的老师带着我连续在妇科门诊手术室待了半年，做过的人流和各种清宫诊刮术有数百例，后来我又单独在手术室待了半年，独立做了数百例人流、清宫术。我们经过追踪随访发现，患者发生残留或者宫腔粘连的案例很少，统计了1000 例，有残留物的只有 10 例左右，宫腔粘连的 3 例。那个年代，医生靠的是技术和经验，那时没有无痛人流，没有可视人流，没有宫腔镜下清宫术，但是发生后遗症的概率很低；现在的医学设备先进了、精良了，而发生残留、宫腔粘连的概率反而明显增加了。为什么？原因只有一个：现在的医生和患者都太过于依赖现代科技设备了，却忽略了一个事实——手术操作的重点在于施术者的操作。

晓媚，26 岁，因为人流不全行清宫术，闭经 7 个月后就诊于第九诊室。

她结婚当月就怀孕了，但考虑到婚礼的折腾和喝酒应酬等因素，晓媚夫妻决定不要这一胎。从优生优育角度看，这么做貌似也是有道理的，但婚礼的折腾、应酬等真的会影响到胚胎吗？没有证据，所以不能肯定。其实，婚礼上喝点儿红酒，根本不用拿掉孩子。后来晓媚也一直为自己做的决定后悔、伤心。

既然决定不要了，就找医生处理吧，可是正规的大医院不去，晓媚偏偏相信了某不正规医院可视人流的广告。本来，按照国家收费标准，一个普通的人流手术的费用是很低的，虽然此技术要求高、风险大，又涉及生育，收费标准也只有几十元到一百多元。后来的无痛人流加上麻醉，费用也就数几百元，顶多一千多元而已。但是一些机构在这个基础上以各种名目增加了很多的费用（当然是找的合法的项目）。

就这样，晓媚花了 4000 元做了无痛可视人流，术后半个月复查，发现宫腔内还有残留物，按照晓媚提供的 B 超报告，残留物只有 1cm×0.5cm，很小很小，基本上只需要吃点儿中药即可，甚至不吃中药也行，等下一次月经后多数可以脱落排除。但是，院方却告诉晓媚，如果不尽快清除，后患无穷。晓媚一听就慌了，立刻接受了再次清宫。既然清宫，这么一点儿残留物，轻轻地用刮匙刮一下就可以了，但医生却建议用宫腔镜下清宫术，说这样做可以直接看到残留物，取掉后就完全干净了，肯定不会再有残留。

于是，晓媚又花了五千多元，再次在宫腔镜下清宫，这回彻底做完了。但不知是医生下手重，还是手术不是由妇科医生来做的，清宫后第二天，晓媚没有出血，于是打电话问医生（这些机构的服务态度倒是很不错），医生说这是好事啊，证明宫腔干净了。就这样，晓媚一直"干净"了7个月，没来一次月经。

根据晓媚的经历，我可以判断，她宫腔粘连了！

我问晓媚："为何7个月了都没去看医生？"

"看了啊，一直在吃中药，没停过。"晓媚有些委屈地说。

听到晓媚说一直在吃中药，我内心就想：中医又背黑锅了。

清宫术后没来月经，患者首先得查找原因，而不是一味地吃中药。如果清宫内分泌不调，倒是可以吃中药调经，但是一旦出现粘连、闭经，把所有中药吃完也不见得能来月经。

后来，我让晓媚做了阴道 B 超，结果怀疑严重粘连。

晓媚在清宫术后闭经 7 个月，没有周期性腹痛，B 超结果没有宫腔积液，宫内回声不均，见多次截断征。可以明确诊断为人流术后并发重度宫腔粘连。

还有另一种粘连：宫颈粘连。因为人流或者清宫刮伤了宫颈管内膜，或者由于感染，导致宫颈管被堵住了，宫腔没有粘连，每月照样有月经，但是月经被堵在子宫里出不来，这样，患者几乎都会出现一种特别的症状：周期性下腹痛！也就是每月都会有几天肚子痛，但是这几天没有月经。如果清宫或者人流后没有月经，但是又有定期的下腹痛，就可以确定是宫颈粘连。对此，处理方法很简单，用器械做个简单的扩宫术就可以了。

电切虽然很爽快，后果可能很严重

芊芊拿着 B 超报告，呆呆地站在我面前，没有坐下。

"叶哥，是不是很严重？"芊芊皱着眉头问。

"做个宫腔镜看看吧，如果粘得不严重，就不会有问题，处理后还可以继续备孕。"说实在的，我也不知道情况有多严重，只能用安慰的口气回答她。

一般的宫腔镜手术都是选择在患者月经干净后一周内进行，但是像芊芊、晓媚这样数月没来月经的患者，又该如何选择宫腔镜手术的检查时间呢？虽然月经没来，但是患者的内分泌系统是正常运作的，也就是说患者有正常的卵泡和排卵，如果不能确认时间段的话，可以考虑的检查时间是排卵后。因此，我让芊芊回去连续测 3 天基础体温或者抽血查性激素，这样就可以判断芊芊究竟属于排卵前还是排卵后。如果是排卵前，就安排手术检查，如果是排卵后，就等半个月后再安排手术检查。

2013 年 5 月 16 日，芊芊按时来到诊室，我看了一下让她测的 3 天的体温，都是 36.5℃以下，我又给她抽血查了孕酮、LH 和 E_2，结果显示处于卵泡中期水平，相当于月经刚刚干净的时期。手术安排在第二天上午。我让芊芊去办理住院手续，同时打电话告知病房值班医生和护士，在芊芊住院后不要同她过于深入交流，避免加重芊芊的担忧！

当天我出诊完已经是晚上9点半了，我回病房和芊芊沟通了手术问题，主要是关于处理宫腔粘连的手术操作。

对于处理宫腔粘连，宫腔镜电切术是经典的术式，用特殊的电切仪器把粘连的宫腔切开，把瘢痕组织一片一片切割出来。这样的操作很爽快，手术完毕后看到的宫腔结构也很顺眼，对一个不考虑生育的患者来说，很完美。但如果是一个想要生育的患者，就需要好好考虑电切的后果了。电切后果通常有以下两种：宫颈功能不全和反复粘连！

宫腔镜的电切镜很粗大，大小与成人食指差不多，为了把镜子放进宫腔，必须最大限度地把子宫口和宫颈扩得比镜子更大，这在无形中造成了以后宫颈功能不全、怀孕中期小产的隐患。如果患者宫颈先天短小或者宫颈组织发育不良，过度地扩大宫颈可能造成难以恢复的宫颈松弛，给患者以后的怀孕带来严重的影响。

筠筠，31岁，2011年到2013年两年中，共怀孕3次，分别在孕22周、孕18周、孕14周发生自然流产。在第二次怀孕14周时，做了阴道宫颈环扎（阴扎），但到了18周还是发生了流产。第三次怀孕后还没来得及环扎就流产了，之后做了许多有关流产的检查，唯一的判断是宫颈功能不全。她找到我，想用中医的办法来加强宫颈的功能。

复习筠筠以前的病历，我得知她在 2010 年初因为人流术后并发宫腔粘连做了宫腔镜电切术，当时的手术描述为：用 6 号扩宫条感觉宫颈紧缩。也就是说，在手术前，她的宫颈并不松弛。当然，不能百分之百证明之后的宫颈松弛就是这次电切手术引起的，但是，也没办法证明这次电切手术与之后的宫颈功能不全没有关系。宫腔镜电切术就是要把宫颈扩得很大，当然也有不少患者接受电切术后，宫颈依然坚韧如初，医学上确实没有绝对，只能尽量避免。

我告诉筠筠，中医没有办法处理宫颈功能不全，但是在孕中期后，用中药可以预防和减轻子宫收缩，从而降低自然流产的机会。我建议筠筠去做孕前的腹腔镜下宫颈环扎（腹扎）。阴扎和腹扎究竟哪种效果好，其实难以比较，擅长阴扎的医生当然建议阴扎，擅长腹扎的医生当然建议腹扎。作为患者如何选择呢？我也经常被人问起这个问题。

其实，阴扎和腹扎各有特点，患者要做的不是了解成功率有多高，而是了解失败后自己能不能接受，这才是选择的关键。阴扎后的宫颈再次松弛的概率比腹扎高，但是万一因为别的原因导致流产，那么阴扎后患者还是可以从阴道排出胎儿和胎盘的；腹扎后的宫颈基本不会再次松弛，除非手术操作不当，但是万一由于别的原因导致中期流产，那就麻烦了，只能剖腹去胎，这样的结果当然是雪上加霜！

因为腹扎不是我的专业，我只能这样回复："你就按照你找的环扎医生的建议决定吧。"

小璇，29岁，因为药流不全清宫术后引起宫腔粘连，在当地医院做了宫腔镜电切术，手术完毕的宫腔图片显示结果很好，常规放了支架，术后性激素治疗3个月，再次宫腔镜检查去支架，发现粘连复发，当时立刻再度手术。术后放置了防粘连的可吸收装置，没有放支架和上环。她以为这样应该就没事了，可是术后她的月经量很少，每月就几滴，有时连护垫都不需要。术后第4个月复查B超，提示宫腔内杂乱回声，内膜线不清晰，有散在液性暗区，考虑再度粘连。小璇当时崩溃了，又按医生推荐去了北京某大医院继续手术。但还是一次次发生粘连，她在一年半内连续做了6次宫腔镜电切术。

小璇带着满是伤痕的子宫回到了江西，后来听说我对中药治疗宫腔粘连很有经验，就从江西赶到广州找到了我。我翻看了小璇的病历，该做的都做了，手术都是按照常规处理，可能是小璇运气不好吧。

　　宫腔粘连反复发作对于有生育愿望的人来说简直是噩梦！就像一块肥沃的土地变成了乱石岗，如何让种子发芽、长大？小璇问我她能不能做试管婴儿。我说："不管是自然怀孕还是试管婴儿助孕，宫腔内膜最重要，现在你的内膜这块宝地已经快成水泥地板了，如何播下种子呢？"所以，我建议小璇放弃生育，别再折腾了，再次手术只能继续加重粘连的程度。当然我也告诉她，这个时候吃中药是没有效果的，中药在她第一次手术后服用才有机会发挥作用。

　　小璇还是不死心，后来在广州另一家医院做了宫腔镜电切术，手术再次对她造成了严重的损害，因为她的子宫壁经过6次电切术已经变得很薄了，子宫最后被切穿了，还伤到了肠管，虽然不致命，但接下来的半年她都是在痛苦中度过的。

　　任何手术都有风险，聪明的手术医生应该考虑这样的问题：我能帮到患者什么？患者需要我帮什么忙？而不是能把手术做得多漂亮！

传统手术两大法宝：微型剪刀和节育环

正因为接触类似晓媚和小璇这样的案例多了，对于芊芊，我决定不采取电切术，而是采用传统的手术操作，靠人工剪开、撕开，即用微型剪刀分离宫腔粘连，然后再上一个普通的金属节育环。当然，人工的手术方式也有不好的地方，主要是没有电切术那种爽快的感觉，因为器械细微，病变严重，有时操作起来很困难，并且难以清除宫腔的瘢痕组织。但是只要医生尽量分离，术后再粘连的可能就会大大降低，并且基本不用各种防粘连支架和装置，只需在处理粘连后在宫腔上一个普通的金属节育环即可，3个月后取出。

几十年来，我做过的所有用微型剪刀分离宫腔粘连的操作，效果都很好，可是不知道为什么，这样传统有效的方法却即将被抛弃，也许是因为它过于古老，不合潮流吧。可能还有一个原因，宫腔镜的微型剪刀很脆弱，而宫腔的致密粘连瘢痕有时很有韧性，很容易弄坏剪刀，目前国产的微型剪刀一把要数千元到万元不等，比一次电切术的费用要高很多。

2013年5月17日上午9时，芊芊手术开始。本来术前还有说有笑的芊芊，躺在手术台上后，还是显得有点儿紧张，这很正常。换成我，说不定比芊芊还紧张。"芊芊，没事的，就和去年手术一样，睡一觉，做个好梦，手术就结束了。"

麻醉开始，助手瑄瑄开始消毒、铺巾，我也伸着双手等待护士帮我把手术衣穿上。本来只是一次普通的手术而已，但是我总觉得不太普通，主刀医生的直觉有时很准。我用6号半扩宫条插进芊芊的宫颈口，感觉宫颈很松弛，毕竟她分娩才3个月，但使用小号宫腔检查镜进行操作已经足够了。如果要做电切，就需要用到9号半扩宫器。我接着打开膨宫器，放进宫腔镜，开始检查。

芊芊宫腔内的情况清晰地显示在屏幕上，我一看就直冒冷汗，那是我接触过的最严重的宫腔粘连：从子宫下段开始，宫腔内只能看到一小部分空间，其余全都被致密的粘连纤维组织覆盖。

我当时甚至不知道要从哪里开始下剪刀。我想到，芊芊以后怎么生育？手术效果肯定不理想，而如果改用电切，估计切完把宫腔暴露出来，子宫内膜也会受到严重破坏，即使不会复发粘连，估计宫腔也难以给胚胎着床提供条件了。

我定了定神，还是按照初衷，用微型剪刀从子宫下段开始缓慢地剪开坚韧的粘连组织。因为粘连组织实在太坚韧了，微型剪刀又太脆弱了，简直就像用小锤子拆房子一样，在旁边参观的亚丽说："芊芊真的太悲惨了，没想到宫腔粘得这么严重！"

我心里也很难受，因为我不知道手术会做成什么样。本来是个普通的宫腔粘连分离手术，但是因为涉及生育问题，我觉得那是我从业以来最难做的一台手术，手术用了 40 分钟，用坏了两把进口微剪，一把 1.8 万！幸运的是，手术结束时，芊芊的宫腔大约恢复到原来的 3/4，基本看到了接近正常的宫腔，我又给她上了一个中号节育环，遗憾的是双侧宫角无法显示，估计输卵管被堵塞了。手术完毕，我穿的内外手术衣已经全都湿透了。我边脱外衣边祈祷，希望芊芊的宫腔粘连别复发！第二天查房，我把手术的情况告诉了芊芊，同时告诉她，自然怀孕的机会已经没有了，但只要宫腔不再粘连，还是可以做试管婴儿助孕的。芊芊倒也不觉得郁闷，她说之前本来也有想过做试管婴儿的，内心不会排斥试管婴儿了。

接下来的 3 个月，芊芊接受了小剂量的激素补充治疗、人工周期疗法及中药治疗，每次月经量还可以，基本上每次月经都会湿透两条卫生巾，作为严重的宫腔粘连患者，芊芊恢复得已经很理想了。我当时有种预感，觉得芊芊的宫腔粘连不会复发，只要 3 个月时间一到，把节育环去了，她就可以开始试管婴儿的流程了。

在中医里面，没有宫腔粘连这种说法，根据月经情况，会把宫腔粘连归于月经过少，基本的病理就是气血不足、肝肾不足、气滞血瘀。治疗原则是益气养血、理气活血。但是芊芊本身有子宫内膜异位症和子宫腺肌病，又做了手术，并且宫腔粘连致密，所以除了常规的治法，我加重了活血化瘀药的药量，加了广东王不留行、荔枝核和毛冬青这类药物。因为芊芊上了环，用了激素补充治疗和人工周期疗法，所以给芊芊的中药治疗并不需要按照月经周期的不同阶段进行调整，整个月经周期都只用一个药方。

2013 年 8 月 27 日，芊芊来了第三次月经，我按计划给她做了第二次宫腔镜手术，很顺利地取出了节育环，在宫腔镜下发现宫腔和 3 个月前术后的情况一样，除了双侧宫角没有显示外，其他部位都没有粘连。手术基本达到目的，但要想怀孕的话，芊芊只能考虑做试管婴儿了。微型剪刀加上环，术后人工周期疗法加中药，是十几年来我处理宫腔粘连惯用的办法，实践证明，古老的方法并非没用，为什么要把这么有用的技术抛弃呢？

选孕育方案，技术是前提，理念很关键

芊芊流产已经半年了，按时间可以开始继续备孕了，但芊芊现在只能选择试管婴儿了。

不愉快的经历已经过去，芊芊本身也是开朗阳光的人，虽然不能自然怀孕，但是试管婴儿助孕还有希望。当一个有生育要求的人被医生建议做试管婴儿时，其实应该感到庆幸而不是郁闷，等到自己想要做试管婴儿而被医生劝告没机会了，那才真是郁闷。

2013 年 10 月 8 日，国庆后第一个工作日，芊芊和嘉嘉到预约的某生殖中心就诊，正式开始了试管婴儿的流程。

作为特殊的助孕方法，人类辅助生育技术因为涉及医学、伦理、道德、法律等方面，所以都有严格的要求和规定，也制定了严格的标准流程，但是各个生殖中心在大的原则上是没有区别的，只是每个中心有各自的做法。例如，从技术层面上讲，各中心没有差别，差别在于操作是否人性化、个性化。虽然试管婴儿属于流水线作业，但是对这条流水线上的每一个步骤都可以赋予人性化的东西，而不是仅仅把患者当成一件物品折腾来折腾去。

芊芊和嘉嘉第一次到生殖中心就诊，主要由中心的教授判断、评估他俩是否适合做试管婴儿，适合的话，首先开始进行试管婴儿的常规体检。

试管婴儿的常规体检主要包括以下几个方面：

女方：阴道超声检查、常规妇科检查、基础内分泌检查（FSH、LH、PRL、E_2、T、P）、甲状腺功能检查（TSH、FT_3、FT_4、TG-Ab、aTPO）、白带常规、尿常规、TORCH、宫颈液细胞学检查、宫颈分泌物、支原体、衣原体、淋球菌检查，心电图，肝胆胰脾超声，血沉，胸片，乳腺彩超，血脂、血糖、CA125、AsAb 检查等。

男方：常规男科检查，至少 2 次精液分析，精液培养（一般细菌、真菌）、精子形态学检查、MAR、精液白细胞、计算机辅助精液分析、顶体酶定量、α 葡萄糖苷酶活性测定、精浆锌测定。

夫妇双方：双方进行血常规筛查，异常者做血红蛋白电泳（地中海贫血筛查），监测葡萄糖 -6- 临时脱氢酶（简称 G6PD，G6PD 缺乏症是最常见的一种遗传性酶缺乏症），如有异常，进行遗传咨询。还包括 ABO 及 Rh 血型检查，乙型肝炎病毒抗体五项，甲型、丙型、丁型、戊型肝炎抗体 IgG 检查，血清 HIV 抗体检查，梅毒螺旋体抗体检查，肝功能检查，肾功能检查等。

另外，以下几项检查也需要重视：

其他几项身体检查：包括牙科、乳腺、宫颈。如果有问题，建议在试管婴儿正式开始前就先治好。

双方染色体检查：有些中心将此作为常规检查，有些中心不作为常规检查。我认为应该把染色体检查纳入常规检查，且应该将其作为婚前常规检查的项目。

患者心理状况评估检查：这个是国内目前生殖界最大的遗漏！

2013 年 11 月 30 日，芊芊和嘉嘉第二次到生殖中心复诊，进行试管婴儿的第二个步骤：建档。

建档需要夫妻双方同时到场，主要是查看证件是否齐全。目前因为国家计划生育政策调整，做试管婴儿只需要提供身份证和结婚证就可以了，但是夫妻双方必须签署《夫妻双方证件信息合法的申明》，承诺没有违反国家计划生育政策。建档的其他内容还有：登记资料、拍照、录指纹、签试管婴儿同意书等。进行体检和建档的同时，我继续给芊芊开中药治疗。

到了试管婴儿流程的第三个步骤，就开始制订方案了，即真正开始做试管婴儿了，包括超促排、监测、取卵、移植等过程。整个过程的时间难以估计，顺利的话，两个月搞定，不顺利或者运气不好的话，很多年也搞不定。

试管婴儿医生会根据患者的不孕原因和身体情况，选择相对合理的超促排方案，但是这些促排方案并非所有生殖中心都统一，也就是说，这个中心可能会用这种方案，另一个中心可能会用另一种方案。很多患者会疑惑：为什么会这样？

虽然试管婴儿技术属于严格控制的技术，但是方案的选择除了规范外，试管婴儿医生的经验和生殖中心的理念也是决定方案的主要因素。就像开中药一样，不同的医生会给同一个患者开出不同的处方。对此，患者无须忧虑，试管婴儿医生肯定会给出最好的方案。

2013 年 12 月 12 日，芊芊月经周期的第 12 天，她按照生殖中心的交代复诊，主要是做 B 超，看看卵泡情况和内膜情况。B 超结果显示子宫均匀增大，肌层回声不均，内膜薄（5mm）且回声欠均匀，左侧宫角见小段截断征，意味着有宫腔粘连！

试管婴儿医生给了芊芊两种选择：先取卵，配好胚胎再移植，或者进行宫腔镜手术后，再促排取卵。这两种选择本身没有多大区别，都可以。芊芊问我选哪种。按照我的惯例，我建议她先取卵再手术。

因为促排需要大量的激素类制剂，而这些额外的促排药，有可能给子宫和子宫内膜带来意外的刺激而产生一些病变，这些病变有时需要做宫腔镜手术处理。如果促排前先做宫腔镜手术，那么有可能在促排后、移植前要再做一次，这增加了芊芊的辛苦和经济负担。小黎和小甘两个人的经历也许会给读者带来一些启示。

　　小黎，30岁，因为巧克力囊肿术后两年未孕，在某中心做试管婴儿助孕。试管婴儿进程中，B超发现她的子宫内膜增厚，于是试管婴儿医生要求她做宫腔镜检查。其实，子宫内膜从排卵前到排卵期属于增殖期，到排卵期达到最厚，排卵后进入黄体期，子宫内膜会稍微变薄一点儿，这都是正常的，一般子宫内膜在7～15mm都属于正常范围，正常胚胎移植的内膜最佳厚度是8～12mm，但是并非人人都在标准范围内。

　　做试管婴儿前做宫腔镜检查曾经是默认的常规，但是经过实践，并非所有胚胎移植的患者都需要做宫腔镜检查，只有反复移植失败或者B超发现宫内可能有问题的患者，才需要考虑宫腔镜检查。小黎月经期第12天的内膜厚度是13mm，正常。

　　试管婴儿医生要求小黎做检查，第二次月经干净后，她就在生殖中心做了宫腔镜检查，术中没有发现子宫内有任何病变，内膜也正常，但还是取了内膜送病理检查，4天后，病理报告显示：增殖中期子宫内膜，属于符合月经周期变化的正常子宫内膜。

　　接着，小黎开始了促排治疗，很顺利地取卵，配好胚胎，在来第二次月经并准备开始进入移植周期时，常规B超发现她宫腔内有异常回声，内膜回声变得不均匀，这样的情况不合适移植。生殖中心的医生给小黎使用了补佳乐和阿司匹林进行治疗，但是没有效果，复查B超还是发现回声不均匀，并且怀疑有内膜息肉的形成，只能再次做宫腔镜检查。

在取卵完成且第三次月经干净后，小黎接受了第二次宫腔镜检查，发现宫腔内有三处息肉，医生随即将息肉摘除了。如果小黎先促排取卵，就可以避免做第一次的宫腔镜。

子宫内膜息肉在试管婴儿进程中很常见，属于内膜增生的一种表现，因为试管婴儿进程中需要使用高效促排卵药和常用的雌激素，所以容易导致子宫内膜的增生变成息肉，有息肉形成就不合适移植，这是常规。

息肉的治疗就是手术摘除，术后继续中西药治疗，但是小黎的息肉处理后，没有用什么药，医生交代她在下次月经后的第12天复诊。而复诊的结果就是，息肉再次复发，小黎只能再次接受宫腔镜手术。没办法，息肉属于内膜增生的一种，与月经周期息息相关，理论上，来一次月经，息肉就可能复发。

对于没有生育要求的患者，在摘除息肉后可以进行全面刮宫，这样可以最大限度避免或者减少息肉复发。但是对于像小黎这样有生育需求的患者，如果采用过度的刮宫来处理息肉，可能导致内膜的损伤和变薄，甚至会引起宫腔粘连，影响胚胎着床，得不偿失。一般的处理方法是，尽量用微型剪刀或者微型钳把能看到的息肉摘除，然后再轻轻地搔刮一圈内膜，既可以减少息肉的复发，也可以减少对内膜的损伤。

小黎前后做了 4 次宫腔镜手术，才等到胚胎移植的机会，幸运的是，她一次就移植成功，受的罪也值了。

和小黎差不多经历的另一位患者，小甘，做了 3 次宫腔镜手术，摘除息肉后，移植了 1 次冻胚和 2 次囊胚，都没有着床，生殖中心帮她做了封闭抗体免疫治疗（有关封闭抗体的免疫治疗问题，可参考《怀得上，生得下 2》）。但是移植 4 次还是没有着床，小甘开始找中医进行辅助治疗。

了解了小甘的病史和多次的宫腔镜手术经历后，我判断小甘可能有子宫内膜异位症。后来又了解了小甘的促排方案和移植方案，我发现其实这个方案也已经按照子宫内膜异位症的常规方案进行了，但是为何还没着床呢？

于是，我建议小甘等待新的促排周期取卵配好胚胎后，做腹腔镜检查，目的就是排除子宫内膜异位症，同时把病灶给处理掉，这样再去移植，或许就能成功。当然，小甘需要付出一笔手术费，肚皮上也会留下小的瘢痕。

因为小甘还在试管婴儿进程中，我建议她回去和生殖中心的医生沟通是否需要进行腹腔镜手术。这是对同行的尊重，也是医患之间的尊重，患者不要背着试管婴儿医生偷偷地把手术做了，这样做，无助于患者的治疗。

小甘回去咨询了试管婴儿的医生，医生说："做不做没关系，你愿意就去做吧，我们已经按照子宫内膜异位症的胚胎移植模式给你移植了。"既然医生不反对，我就给小甘做了腹腔镜手术。

小甘月经干净后的第三天，我开始给她做腹腔镜手术，结果证实了我的判断是准确的。小甘的盆腔里双侧骶韧带、卵巢下方的侧壁腹膜、膀胱和子宫相接的腹膜都有紫蓝色的结节和褐色的斑块，即腹膜型子宫内膜异位症。我极为小心地把病灶给电灼了，手术结束前再用大量的生理盐水冲洗肚子，并灌注 50 mL 丹参注射液。这可是我十年来一直用的既便宜又管用的法宝，几块钱的丹参注射液，效果不差于几千块的"高大上"的防粘连剂。

术后 4 天，小甘出院，我交代她尽快把手术记录拿去给生殖中心的医生参考，重新制订移植的方案。一个半月后第五次移植，终于获得成功。

Chapter 6

真正意义上的
试管婴儿开始了

试管婴儿促排五大方案

降调与促排：促进卵泡成熟的两大功臣

生殖中心缺的不是技术，是心理医生

取卵：取得多不一定好，小心被并发症盯上

胚胎质量好不好，评分级别说了算

试管婴儿促排五大方案

2013 年 12 月 12 日，芊芊从生殖中心复诊完后，直奔第九诊室，刚好碰到我出诊。

芊芊的主要疑问就是究竟是先手术，还是先促排取卵。因为有小黎和小甘这样的案例，我建议芊芊先制订促排方案，进入促排取卵周期，等到配好胚胎，在移植前需要手术时，再做宫腔镜手术。

"叶哥，你说我用什么方案好？"芊芊突然提出这个问题。

当时，我还只是中医院的一名妇科医生，只是接触了大量的试管婴儿患者后，才开始了解试管婴儿的各种促排方案，对试管婴儿技术的了解肯定没有写作本书时这么清楚。

我告诉芊芊："试管婴儿方案我可无法给你决定，你还是回去和试管婴儿医生沟通，由他们决定吧，但是建议你在促排中继续用中药辅助治疗。"

那么，试管婴儿的促排方案有哪些呢？

长方案：长方案是最常用的促排卵方案之一，主要适用于情况比较理想的患者。患者卵巢功能正常，可以对促排药物产生适当的反应。长方案所需要的治疗时间较长（约 30 天），但是该方案可以避免提前排卵，同时可以提高卵泡发育的同步性，提高获卵率。长方案从黄体中期开始，医生需先让患者进行 B 超或抽血，判断患者是否已经排卵，确定排卵后，先给患者注射卵巢降调节药物 GnRH-a（"分针"[1]），给药后第 14 ～ 20 天开始加用促性腺激素 FSH 或 HMG 进行促排卵（需要连续用药 10 ～ 13 天），当卵泡生长至足够大，注射 HCG（"夜针"[2]）为止。

超长方案：超长方案较长方案多 1 个月的时间，患者需要注射 2 次或 2 次以上降调节药物，两次之间可能需要间隔 1 个月（间隔时间视具体情况而定），降调节之后的促排卵过程可能比长方案略长。超长方案主要用于子宫内膜异位症患者。

短方案：短方案主要适用于年龄大、卵巢储备功能下降或对长方案反应不良的患者。顾名思义，短方案所需要的时间较短，基本与月经周期相似，前后需 10 ～ 15 天时间。患者从月经周期第 2 或第 3 天开始用 CnRH-a，同时进行促性腺激素注射，一直到夜针日。此方案目前基本不用。

---

[1] 因价格较贵，通常是凑两个人一起注射，各自负担一半的费用，所以叫"分针"。
[2] 因为是在晚上打针，所以叫"夜针"。

拮抗剂方案：持续时间与短方案相同，适用于卵巢储备功能下降的患者，尤其适用于多囊卵巢综合征患者及不考虑新鲜周期移植的患者。该方案可以大大减少多囊卵巢综合征患者出现卵巢过度刺激的风险。患者从月经周期第 2 或第 3 天开始使用促性腺激素，适当时加用拮抗剂（俗称"思则凯"），至夜针日。

微刺激方案：治疗时间较拮抗剂方案更短，所用药物剂量较前几种方案小，主要适用于卵巢储备功能差或者既往采用其他方案促排卵后移植失败者。医生会根据患者月经期的卵巢情况及性激素水平判断如何用药，一般是从月经周期第 2 或第 3 天开始，患者口服氯米芬或来曲唑，其间或 5 天后注射微量促性腺激素至夜针日。

自然周期方案：完全依靠女性自然的生理周期，不使用任何促排卵药物，等候自然的优势卵泡长大成熟，可能需要注射夜针，或者根据性激素结果决定患者的取卵时间。自然周期的获卵率相对较低，主要用于拒绝促排卵治疗以及卵巢功能很差的患者。

在临床治疗中，除了按照不同方案的特性及患者本身的基本情况选择不同方案进行促排卵治疗外，临床医生同时也会结合不同患者的病史、卵巢状况以及个人特点，进行适当的方案选择及调整，以达到最终"好孕"的效果。

降调与促排：促进卵泡成熟的两大功臣

试管流程中，最苦的日子开始了。

芊芊因为有子宫腺肌病和腹膜型子宫内膜异位症，所以试管婴儿医生给她定了超长方案进周[1]促排。首先要做的就是降调。降调的目的是为了抑制内源性 LH 水平，调整卵泡期的 LH 水平，保证促排卵质量。但 LH 水平过低也会影响卵泡发育和卵子质量，从而影响临床结局。

试管婴儿的第一步是要充分降调成功，在这个前提下才可以顺利进入第二步促排卵阶段。

降调的方法是打降调针。降调药可以带回家打，促排药必须在医院注射，在医院打针后还需要监测卵泡发育情况。

因为每个人的情况不同，每个人的方案也不一样，有的长，有的短，有的需要打，有的则不用打，医生开出剂量之后，会告诉患者打完针多少天后回医院复查血激素各项水平，检查合格后就可以打促排针。根据方案不同，打降调针的时间在 14 ～ 28 天不等。

因为打降调针后体内的激素水平会发生变化，部分患者会出现月经的

---

[1] 指开始进入试管婴儿的人工周期。

变化，可能会比平时稍提前或者推后，月经量可能增多或者减少，属正常现象。

降调是试管婴儿过程中很重要的准备阶段，达到降调标准后方可进行促排。如果患者情况确实很不好，则考虑取消周期。

降调成功的标志是：发现多个卵泡、大小近似，都小于 5mm；E_2 小于 40pg/mL，LH 小于 5mIU/mL、FSH 小于 5mIU/mL；内膜厚度小于 5mm。只有这样，才能保证卵巢内所有卵泡的生长都得到很好的抑制（甚至停止生长和发育）。

降调是试管婴儿过程中的第一步，也是最关键的一步，试管婴儿降调的成功与否直接影响到后期的促排卵治疗，患者要严格遵守医生的嘱咐，不要随便乱吃其他药物，辛辣刺激的食物也尽量少吃。

转眼间，2014年新年的钟声已经敲响，1月24日，月经周期的第20天，芊芊开始了她真正意义上的试管婴儿进程。

按照既定的超长方案，当天打全量的一支 GnRH-a，2 月 20 日，也就是 28 天后，再打一针 GnRH-a，接着在 3 月 5 日开始打促排卵针。

我同时也给芊芊制订了中药辅助治疗的方案：从当天开始到 2 月 20 日是用药的第一阶段，从 2 月 20 日到 3 月 5 日是第二阶段，从 3 月 5 日开始是第三阶段。

第一阶段基本不使用任何滋养肝肾、温阳补肾的药物，以免唱反调，我给芊芊的药方是针对子宫腺肌病和子宫内膜异位症的，基本是活血化瘀、清热解毒的中药，这样的治则并不影响降调的效应，同时可以减少子宫腺肌病和子宫内膜异位症对接下来促排移植的影响。

在第一阶段的降调过程中，芊芊并没有感到不舒服，只是在开始时出现了一些焦虑情绪，毕竟试管婴儿流程已经开始，花钱、花时间、花精力，结局无法估计。根据芊芊的情况，加上中药的辅助，试管婴儿的成功率在 50% 左右。

2月20日，芊芊前往生殖中心打了第二针 GnRH-a，打完又顺便过来找我。

"叶哥，我这一周老是出汗，感到燥热、睡不着、心烦，不知为什么。"芊芊焦虑地说。

"芊芊，你提前享受更年期待遇了。"我和她开玩笑地说。

芊芊的这些症状属于降调期间最常见的药物不良反应，因为降调的目的就是抑制内分泌的正常运作，使卵巢暂时得到休息，停止或者只分泌少量的雌激素，使女性的生理功能接近于将要绝经或者绝经后那段时间的状态。

这些症状确实给患者的日常生活带来很多不便，要完全改善这些症状，只能等待降调针的效应过去或者补充雌激素，但是降调期间是禁止补充雌激素的，不然会与降调的目的相对抗。我给芊芊另开了一张半个月的方药，用六味地黄丸加甘麦大枣汤、地骨皮、合欢花，能养阴、清虚热、安神宁心，可以吃到 3 月 5 日复诊。这时，中药的目的是改善降调的不良反应。

3 月 5 日，芊芊进周后的第三次复诊，生殖中心开始使用促排针了。促排针一般先打 3 ～ 5 天，然后复诊 B 超查看卵泡发育情况，以便调整促排针的药量。芊芊的基础卵泡左右各有 8 个，算是储备良好。这时我给芊芊开中药的原则是滋养肝肾，适当加点儿理气活血的药，以促进卵泡的同步发育。

现阶段，通过打促排卵针、吃促排卵药，开始为卵巢提供大量的、充足的营养，让每一个卵泡都吃饱、吃好，均匀而茁壮地同步成长。促排卵的药物选择和用量把握也是试管婴儿技术的关键。

注射促排卵针是为了拥有更多发育成熟的卵泡。正常情况下，女性一月只能排一个卵子，但促排后就有可能一次发育成熟 10 个甚至更多卵子。这样取出来的卵子和精子结合后，一般一次移植 2 ～ 3 个，如果不成功，下次可以移植冻胚，不用再促排、取卵，省时省力。

每家生殖中心都有很多外地来的患者，因为进周后经常需要复诊、打针、吃药，并且时间上是由不得自己掌握的，很多外地的女性放弃了工作，专门住在医院周围的家庭旅馆；也有些外地的患者无法放弃工作，就只能把针带回当地找医生注射。可因为用的是特殊的针剂，有时也难以找到愿意帮患者注射的机构或者医护人员，有不少患者学会了自己注射。注射部位一般有三处：臀部、手臂和肚皮。

拿针回去自己注射的，生殖中心的护士都会教她们注射方法。其实注射并不需要很高的技巧，注意排空空气，试管婴儿的很多促排针剂基本都已经把药水装在注射器里了，只要给注射部位消好毒，完全可以自己打，当然，痛是避免不了的。我很是佩服她们，为了生娃，每天拿起针筒往自己身上刺。

芊芊和这些勇敢的女性一样，把促排针带回家去了，自己每天按照生殖中心交代的用量注射。我曾问芊芊痛不痛，她说，开始两针很痛，从第三次开始就没感觉了，反正痛也要打，麻木了。进行试管婴儿助孕的女性，明知很痛也咬牙坚持，明知痛也要往自己身上扎针，难道她们不值得家人、亲戚、好友的理解和支持吗？

生殖中心缺的不是技术，是心理医生

虽然接受试管婴儿的女性都很勇敢，但是她们的内心还是很脆弱的。

因为试管婴儿的特殊进程，又要等待移植、等待检测，很多女性或多或少都有忐忑、焦虑、担心或害怕紧张的心理，而心理状态将直接影响到最后的移植成功率。但是医生也没有很好的方法来开导她们，如果有专业的心理医生加盟生殖中心，移植成功率一定会得到提升。可惜的是，国内至今还没有哪家生殖中心配备有专门的心理医生。

芊芊虽然很乐观，但是我也发现她的心情和情绪有了变化，她开始变得焦躁不安。一开始我以为是降调延续的不良反应。进行试管婴儿助孕的女性绝大多数会自己想办法了解很多东西，如上各种网站咨询医生，自己查找资料，但更多的是与其他进行试管婴儿助孕的患者交流，这会带来好处，但是坏处也多，因为情绪是会相互影响的。

进行试管婴儿助孕的患者每个阶段的心理状况是不一样的，一般可以分成以下几个阶段：

决定选择试管婴儿阶段：这个阶段很多患者会彷徨、迷茫、担忧。毕竟作为辅助生育技术，试管婴儿技术的科普不到位，很多患者夫妻对它还处于不太了解的状态，在门诊往往需要花很长时间了解什么是试管婴儿，为什么他们需要试管婴儿助孕，试管婴儿的成功率，等等；当然还有经济方面的原因。

体检阶段：患者在这个阶段已经初步了解了试管婴儿的一般情况，情绪基本平稳，但是面对着一大堆检查，各种连名字也叫不出的项目，有些患者还是会焦虑、担忧；也有一些患者处于相对兴奋的状态，巴不得试管婴儿周期立刻开始。

进周阶段：此阶段患者已经开始用药，大量额外的促排或者降调针的使用，都会给患者带来压力，而连续监测卵泡也让一部分患者提心吊胆，如担心卵泡少或长得不好等。

取卵等待胚胎培养阶段：由于多数生殖中心并不做全麻，所以患者取卵时确实会痛，大家都有准备，但还是有恐惧感，取卵后接着是焦虑、紧张、失眠，情绪变化大，着急地等着胚胎培养结果。

等待移植阶段：对于胚胎移植的时机，有些生殖中心很重视，有些生殖中心很随意。重视的结果就是要等待合适的移植时机，但是有时需要等很久，很多患者一开始充满期待，等到后来出现焦虑、烦恼，甚至出现神经官能症等。有些中心不太重视移植时机，可能随时会约患者移植，而不管患者的身心状态和其他条件是否完善，这给患者的感觉就是随意，以致移植后没有信心，反而更加担心和忧虑。

移植成功阶段：有些患者因为着床成功，胚胎发育而高兴过度，甚至亢奋，这其实不利于胚胎的发育；有些患者虽然着床成功，但是胚胎发育不好，担心随时可能停胎，情绪依然可能紧张、焦虑、抑郁。

总的来说，真的需要心理医生给予适当疏导。

芊芊处于促排阶段，一大批的卵子和卵泡正在发育中，芊芊担心卵子过多导致卵巢过度刺激综合征，从而影响下一步的进展；另外她还担心如果卵泡发育不成熟怎么办，以及万一不成功身体不知会不会垮掉等。

忧虑归忧虑，还是需要继续治疗。按照交代，芊芊在 3 月 9 日到生殖中心复诊，做完 B 超和抽血，医生给调整了剂量，增加了三分之一的药量，并要求她隔两天回中心复诊一次。复诊的 B 超提示：左边有将近成熟卵泡 12 个、右边有 11 个。按照 B 超结果和抽血的激素指标，医生交代芊芊 3 月 10 日晚上打夜针，也就是防排针，避免取卵前卵泡自个儿破裂排卵。一般打夜针后大约 36 小时后取卵，按照激素水平，医生又交代芊芊 12 日上午取卵。

芊芊的卵巢储备很好，所以才会有这么多卵泡长大，虽然花一次钱可以获得多次移植机会，但同时也会带来另一个超促排的常见并发症：卵巢过度刺激综合征。

目前，国内普通第一代试管婴儿的平均费用是 3 万～ 5 万，如果长期多次不成功，花费几十万的也有。试管婴儿花费主要分几个阶段：首先是体检阶段费用，夫妻双方估计需要数千至 1 万元；其次是促排阶段费用，如果使用进口药物，价格高于国产药物，估计一个周期需要数千元；最后是手术阶段费用，包括取卵、移植，一次也需要 1 万多，加上其他零星检查、治疗费用，差不多要 3 万～ 4 万了。

如果一个周期不成功，又没有可以再次移植的胚胎，那么除了体检费用不需要再交（半年有效），其他又将重复一遍。因此，如果运气不好的话，试管婴儿助孕的费用有时还真的是无底洞。

如果运气好，移植一次即可成功，万事大吉，这也是每个生殖中心的医生所希望的。

另外，患者如果有子宫腺肌病或者巧克力囊肿的话，促排或者移植都需要降调，而降调针打一针 1000 ～ 2000 元，究竟需要打多少针，难以估计，并且这类疾病患者的移植成功率相对更低，当然运气好的，也可能一次成功。

如果患者卵巢储备功能足够好，培植的胚胎足够多，一次不行还有

"存货"，还可以继续移植。这就是为什么卵巢储备功能不好的患者，一旦达到可以试管婴儿助孕的要求，要尽早做。不然等到没卵了，花的钱更多，但成功机会更少。

还记得前面的紫萱姑娘吧？2012年2月14日找我看诊后，她去了某家生殖中心开始试管婴儿流程。因为卵巢功能非常低下，生殖中心的医生只能给她做自然周期取卵，而不采用任何促排药，每月都监测卵泡，一发现有成熟卵泡就取，前后总共取卵10次，4次空泡，3次卵子因不成熟而废弃，只有3个卵泡，后配成2个可以移植的，这个过程花掉了将近7万元，耗时差不多1年4个月。到了2013年7月，生殖中心帮紫萱移植了仅有的2个冻胚。

这期间，紫萱估计不好意思，一直没找我，直到即将移植，才又到我的诊室，希望我给她配移植前和移植后的中药。如果按照我一开始的建议，紫萱估计不用这样折腾，花这么多钱，却只换回了一次机会。如果这次移植不成功，估计靠自然怀孕就更悬了。当然我还是鼓励紫萱，要有信心，千万别焦虑和担忧，不然的话，这两个质量一般的冻胚成不成都要打折扣了。

"叶哥，我很后悔，当初要是按照你的建议直接试管，现在可能已经抱娃了，不用搞到现在连胚胎差点儿都配不成。"紫萱懊恼地说。

"紫萱，生殖的事情都不是绝对的，每种选择都有理由，只是有时运气不好，实现不了愿望而已。只要有可移植的胚胎，就有成功的希望，放松心情，自信点儿。"

女性一旦心态不好或者睡眠不佳，就会导致移植后内分泌紊乱，特别是影响着床的一些激素，比如前列腺素、催乳素、催产素等，都会增加，这些激素会引发宫缩从而使胚胎着床困难，或者好不容易着床了，但着床部位血流减少而使胚胎不能发育。所以，移植前后有个好心情十分重要。

试管婴儿之路已经不易，唯有淡定平静前行。2013年7月23日，紫萱按时回到生殖中心进行移植，幸运的是，这唯一的一次竟然成功了！我为她感到高兴。

取卵：取得多不一定好，小心被并发症盯上

2014年3月12日，芊芊按约准时到了生殖中心等待取卵。

取卵的时间是很严格的，医生交代几点到就必须几点到中心，不然将错过最佳取卵时间，卵子要么排掉了，要么老化了。基本上，取卵时机是按分钟计算的，所以有些外地的患者，需要提前一天住在医院附近，这样可以确保第二天按时到中心报到。

曾经有一位卵巢储备功能非常差近乎绝经的患者，因为无法使用促排卵药，只能等待自然周期取卵，可是等了半年都没有一个卵泡可取。后来吃了很多保健品、中药，终于等到一个看似良好的卵泡长出来，并且很圆、很实，激素水平也理想。生殖中心的医生交代她两天后的上午十点半到中心，预计十一点左右取卵。但这名患者因为兴奋过度，取卵那天早上竟然睡过头了，后来急忙往医院赶，又遇上堵车，在十一点半终于到了中心，急急忙忙上了取卵手术床。可是当医生用B超探头确认卵泡时，发现卵泡已经不见了。

你说这怪谁？

上午 11 点半，芊芊终于等到取卵了。

取卵一般都是在阴道超声引导下从阴道进行，有些生殖中心采用静脉全麻，有些采用局部麻醉。究竟哪种效果好，不好说。

对足够勇敢，足够坚强，不怕痛的患者，建议局麻，因为如果一次取卵后培植胚胎不成功或者移植不成功的话，需要第二次取卵，反复全麻，多少还是会对身体有点儿影响的。另外，对于卵巢储备功能不好或者通过自然周期取卵的患者，建议不麻醉，忍一下，就像屁股打一针一样，其实很多人都可以忍受那种疼痛的。

如果患者不够勇敢，怕痛，或者像多囊卵巢综合征的患者那样取卵多，能麻醉就麻醉，局麻、全麻都可以，因为我亲眼看到过，确实痛，说不痛是假话。我去了生殖中心工作后，有一次我的一位表妹做试管婴儿，她是多囊卵巢综合征患者，共有二十多个卵泡成熟，由我们中心的主任亲自取卵。名义上我是学习一下取卵的，实际上我是被表妹喊进去陪她的。局麻后取卵开始，前几个很顺利，可是后来因为她盆腔复发粘连，从取第 5 个卵泡开始，表妹就痛得哇哇大叫，我让她忍住，她说："表哥，我忍不住啊！"我只能离开参观位置，走到表妹头上方，手被她紧紧掐住，表妹痛苦万分，额头满是豆大的汗珠。卵泡足足取了半小时，我被掐住的手已经失去痛觉，仅剩麻木，而表妹的衣领和床单都湿透了。

经阴道超声引导下取卵的流程

1. 术前局麻或静脉麻醉。

2. 术前排空膀胱，取膀胱截石位，常规消毒外阴及阴道，阴道用生理盐水冲净，铺消毒巾。

3. 探头涂消毒耦合剂，安装阴道探头套、穿刺架，用碘附消毒后，再用生理盐水冲洗探头和穿刺架。

4. 超声检查卵巢位置、卵泡的数量和盆腔积液情况。

5. 用注射器抽取培养液冲洗穿刺架内管。

6. 连接 16 或 17 号穿刺针、导管、试管和电动负压吸引器。

7. 启动穿刺引导线，沿引导线进入盆腔，从最近的卵泡开始穿刺，负压维持在 120mmHg。

8. 转动针头，抽吸卵泡液，随着卵泡塌陷稍微退出针头，避免卵泡壁裹住针头，依次穿刺卵泡，直至所有的大卵泡抽吸完毕。

9. 将卵泡液快速送入培养室内检查，回收卵母细胞。

10. 穿刺完毕，检查陶氏腔内有无新增积液。

11. 退出穿刺针，退出阴道探头，检查穿刺点有无出血。

12. 如果卵巢位置在子宫上方，应旋转和改变探头的位置，或让助手按压腹部，或改变体位，尽量使卵巢位置下移。经上述方法仍然不能使卵巢位置下移者，可穿过宫颈或部分宫体，但不能穿过子宫内膜。

13. 如果输卵管和陶氏腔有积液，最后穿刺，术后用抗生素预防感染。

14. 如果卵巢有巧克力囊肿，在影响取卵手术的情况下，可抽吸巧克力囊肿，术后用抗生素预防感染。

15. 术后观察2～4小时方可离院，以便及早发现出血等并发症。交代患者密切注意是否腹痛、腹胀、阴道出血、发热等，注意防治各种并发症。

写到这儿，我突然想说，某些男人连做个精子检查都嫌麻烦，他们不知道自己的妻子为了生孩子受了多大的罪。

芊芊取卵还算顺利，前后20分钟，取卵21枚。

但是先别高兴，取卵多的最常见并发症来了。

芊芊在取卵的第二天开始出现了下腹胀痛，肚子像充气的皮球一样，并且出现了轻微的咳喘。

医生给芊芊做了 B 超，结果显示左侧卵巢 7cm×8cm×9cm、右侧卵巢 10cm×12cm×12cm，子宫直肠窝积液 10cm×12cm，肝周积液 6cm×7cm，明确诊断为中到重度卵巢过度刺激综合征（简称 OHSS）。

OHSS 是促排卵后发生的一种并发症，经常发生在试管婴儿助孕治疗后，多见于促排卵周期中的黄体期与妊娠早期。患者在取卵后会出现消化道症状，如胃胀、腹胀、恶心、呕吐、腹泻等，因卵巢增大、腹水增多致腹胀逐渐加重；大量腹水或胸水，可致胸闷、憋气，伴有咳嗽，严重时出现呼吸困难；由于腹胀加重，患者进食水减少，会出现少尿甚至头晕、头痛、晕厥等症状。

OHSS 的发生与患者所用的促超排药物的种类和剂量、治疗方案、患者的内分泌状况及妊娠等因素有关。一般在接受促超排卵的患者中，OHSS 总体发生率约为 20%，其中中到重度的概率为 1%～10%。妊娠周期 OHSS 发生率大约是非妊娠周期的 4 倍；OHSS 患者中妊娠的也较多，其比例较非 OHSS 患者高 2～3 倍。

OHSS 通常出现在使用 HCG 之后，患者一旦妊娠，HCG 在体内持续存在，症状体征会持续 2～3 个月，而且严重的 OHSS 常常发生在处于妊娠期的患者。因而，HCG 是 OHSS 发生的重要因素。一旦体内 HCG 消失，激素水平下降，妊娠失败或流产，OHSS 的症状和体征会迅速缓解。

病情分级

轻度：症状和体征通常于排卵后 3 ～ 6 日或注射 HCG 后的 5 ～ 8 日开始出现，有下腹不适、沉重感或轻微下腹痛，伴有胃纳差（饮食不佳），身体略有疲乏。雌二醇小于 5500pmol/L，黄体早期孕酮水平小于 30.2ng/mL，B 超检查卵泡不少于 10 个，卵巢增大直径可达 5cm，有或无卵泡囊肿 / 黄体囊肿。

中度：有明显下腹胀痛、恶心、呕吐、口渴，偶伴腹泻；体重增加小于 3kg，腹围增大；雌二醇水平小于 11000pmol/L，卵巢增大明显，卵巢直径在 5 ～ 10cm，腹水小于 1.5L。

重度：腹水明显增加，腹胀痛加剧，伴有口渴、恶心、呕吐、尿少、腹胀满甚至无法进食，疲乏、虚弱、冷汗甚至虚脱；因大量腹水而膈肌升高或胸水导致呼吸困难，不能平卧；卵巢直径小于 10cm；体重增加小于 4.5kg。由于胸水和大量腹水可导致心肺功能障碍，可出现血液浓缩、血液高凝状态、电解质失衡、肝肾功能受损等。

OHSS 的发病机理尚未阐明，所以目前缺乏明确有效的治疗方法。原则上对轻度患者予以密切观察，对中度患者适当干预，对重度患者进行积极治疗。

所有 OHSS 患者每天常规记录所有液体的出入量及腹围；注意检查心肺功能、水电平衡及血凝状态等。患者应卧床休息，防止卵巢发生破裂或扭转，禁止盆腹腔检查、重压及剧烈运动，并鼓励少量多次进食。对中、重度患者的治疗包括以下方面。

注意精神鼓励，帮助患者树立克服疾病的信心。

停用任何促性腺激素（包括 HCG），以肌内注射或阴道给予黄体酮代替 HCG 的黄体支持。

纠正血容量，维持患者体液外渗期的血容量，及早纠正低血容量，以预防各种循环障碍并发症。依病情使用白蛋白、低分子右旋糖酐扩容或利尿剂治疗，必要时使用肝素抗凝，防止血栓形成；监测水电、酸碱平衡及血凝状态；病情稳定后，可停止补液，并严格控制水摄入量，保持在 1L/d，以防止胸水、腹水增加。

胸腹水的处理。当患者由于大量腹水导致腹部疼痛或严重不适，或伴有肺部病变（如影响呼吸、出现胸水）、肾脏、循环功能障碍时，可在超声引导下进行胸穿或腹穿，以减轻症状。对严重者腹穿时可同时抽出卵巢黄素囊肿液，以减少雌二醇进入血液循环。

改善血管通透性。可使用前列腺素拮抗剂或吲哚美辛，必要时使用糖皮质激素（如泼尼松，口服 5mg，每天 3 次），以减少毛细血管的血液渗出。

抗组胺药治疗。可用马来酸氯苯那敏。

对于 OHSS 合并肾衰的患者，在补充血容量的前提下，可静滴多巴胺 5mg/（kg·min）来帮助扩张肾血管。

一般增大的卵巢无须手术可自行消退，但需注意卵巢囊肿破裂、出血或扭转的发生，必要时手术治疗，并尽量保留卵巢。

身体状况不良时注意预防感染；病情严重的患者应果断中止妊娠。

在治疗过程中，应注意患者有妊娠的可能，防止药物对胎儿的影响；同时也要警惕妊娠可加重 OHSS，即使患者病情已经改善。

与 OHSS 相关的并发症主要有：张力性腹水、肾功能障碍、循环衰竭、血栓形成、卵巢或附件的扭转、肝功能障碍、成人呼吸窘迫综合征等。

芊芊属于中到重度 OHSS，所以需要积极处理和治疗，中心医生给予了每天滴注白蛋白与适当的维生素支持，并交代芊芊注意休息，减少走动。

芊芊联系了我，希望我给她开些中药，帮助她尽快改善病情。

她难以走动，我告诉她继续住院观察，让她丈夫嘉嘉来门诊找我即可。

中医治疗 OHSS 有一定的作用，我们也积累了很多经验。发生 OHSS 的患者，经过及时处理能达到移植标准的，应该争取移植，因为发生过度刺激的患者，移植的成功率明显增高；但是随着胚胎着床，体内会产生更高的 HCG，会加重已有的过度刺激症状，对患者就不利了，事物都是双面性的，一旦妊娠导致了无法控制的过度刺激，就只有终止妊娠。很多妊娠的 OHSS 患者经过中西药的治疗，最终都能安全度过孕期，只有少部分患者需要结束妊娠。

芊芊因为有宫腔重度粘连病史，内膜损伤严重，所以医生并不会给她移植新鲜的胚胎，现在主要的就是处理腹水，注意避免二次并发症的发生。

芊芊本身属于血瘀痰湿体质，又发生了 OHSS，在中医上属于水湿雍盛、气机阻滞、气血流通不畅，治疗以理气行水、活血驱湿为主。我给她配了 7 剂中药，其中有 4 种药很重要：黄芪，补气利水；田七，活血化瘀利水；白茅根，利水止血；救必应，又称米碎木、铁冬青，理气止痛。不论哪种体质和证型的 OHSS 患者，服用后都有效果。当然，合理配合相对应的其他方药才能起到良好的效果。

胚胎质量好不好，评分级别说了算

很多踏上试管婴儿助孕道路的女性，或多或少都会从各种途径了解到一些信息，甚至不惜以身尝试。

OHSS 是无法避免的，也就是说，不管患者自己吃什么喝什么，都避免不了 OHSS 的发生。

芊芊取卵前就问我："要不要多喝点儿水或者饮料？要不要每天喝冬瓜水或杜仲陈皮水，来预防腹水？"

没这么简单，如果 OHSS 能用这样简单的方法解决，还要那些昂贵的白蛋白和其他营养针做什么。如果不明所以而乱来，受伤的还是自己。

　　阿馨，27 岁，卵巢储备不足，她丈夫有少精弱精症，后选择试管婴儿助孕。她的基础卵泡就 3 个，再如何促排也不会导致过度刺激，但是她并不知道。

　　她的一位闺密因为多囊卵巢综合征做了试管婴儿，出现了严重的 OHSS，打白蛋白花掉了两万多，这给阿馨留下不少心理阴影。她开始自己找各种偏方。一位病友告诉她，取卵前两天开始拼命喝某种饮料和冬瓜水，就可以预防 OHSS

的发生，还说自己就是这样做的，没有发生 OHSS。

阿馨就按照这位好心病友提供的偏方，每天6瓶某饮料、6碗冬瓜水，喝了两天后出问题了。阿馨本身有慢性胃肠炎，中医辨证属于脾胃虚寒证，需要吃健脾暖胃的方药，但是那种饮料和冬瓜水都是寒凉的，对于阿馨来说，就是致病原因！两天后，阿馨突然发生了恶寒、激烈胃肠痛、严重腹泻，接着还出现了发热，得知这样的情况后，生殖中心的医生及时终止了取卵，好好的3个卵泡就这样白白浪费了！

对于生育中的问题、困惑，大家可以彼此交流，获得一些信息，但这些信息是拿来参考和了解的，不能照搬照用。与生育有关的各种问题，患者都不宜拿自己去和别人对照。

作为有经历（而不是经验）的病友，在彼此交流时，也尽量不要用过于肯定的语气去指导别人，大家都知道，有生育困难的女性内心都是很敏感、很着急的，只要一听说有人试过某个方法并且有用，就会不管三七二十一，"勇敢"地尝试，而这样做是很危险的。

特殊的饮料也不能代替药物，更不能作为需特殊医学处理的并发症的治疗方法，患者只能在医生的指导下合理地饮用补液。

杜仲，属于补肾药，可以用于肾虚引起的水肿。肾虚的女性在取卵后煮点儿杜仲水喝是有帮助的，但是卵巢过度刺激综合征多数见于多囊卵巢综合征的患者，而多囊卵巢综合征患者又多数有痰湿或者肝郁，如果过分补肾，反倒有害。陈皮可理气、化痰、养胃，男女老幼都可以喝，可大量的陈皮水对于 OHSS 根本没有作用；冬瓜，性寒凉，有利水化湿的作用，多囊卵巢综合征的患者倒是可以多喝，但是如果患者脾胃虚寒，那么冬瓜水就不"治病"了，而会"致病"！

所以，任何涉及医学的问题，都建议患者慎重考虑，切忌人云亦云。

嘉嘉每次都陪着芊芊复诊，他俩简直是形影不离，还经常穿着情侣装，难得啊！要知道助孕求子的漫漫长路，很多时候只见女性一人，形单影只。

芊芊刚从取卵的痛苦中缓过劲儿来，却又要受新的煎熬——OHSS！每天肚子鼓鼓的，别人还以为她怀孕几个月了。幸运的是，芊芊取出来的21 个卵子，有 16 个受精，配成优质冻胚有 2 枚（811），其他的都养了囊胚，养成 2 枚优质囊胚（4AA）、4 枚普通囊胚（2 枚 6AB、2 枚 4BC）。

当芊芊告诉我结果时，我告诉她："芊芊，你的生育问题不用愁了。"2枚优质冻胚和 6 枚囊胚，完全足够芊芊生育 2 个孩子了，除非她运气实在很差。

一般来说，胚胎的移植或冷冻要么在取卵后第 3 天进行，要么在取卵后第 5 天进行。卵子刚取出来时，只是单细胞，受精 12 ～ 24 小时后，在培养液里发育并分裂，受精后 39 ～ 60 小时，可见有活力的 4- 细胞期胚胎。通常可在 72 小时之前观察到 8- 细胞期的胚胎，第 3 天一般是 4-8 细胞的胚胎，而到第 5 天，发展成上百个细胞，此时胚胎也被称为囊胚。介于两者之间（一般是第 4 天）还有一个阶段叫桑葚胚，因桑葚胚比较难评级，一般不做评级。

第三天（D3）胚胎的评级

一般来说，胚胎评级跟以下几个因素有关：胚胎的细胞数、分裂后细胞的均匀程度以及碎片程度。根据形态学参数，可将早期胚胎划分为 4 级。

I 级：细胞大小均匀，形状规则，透明带完整；胞质均匀清晰，没有颗粒现象；碎片程度在 0 ～ 5%。

II 级：细胞大小略不均匀，形状略不规则；胞质可有颗粒现象；碎片程度在 6% ～ 20%。

III 级：细胞大小明显不均匀，形状明显不规则；胞质可有颗粒现象；碎片程度在 21% ～ 50%。

IV 级：细胞大小严重不均匀；胞质可有严重颗粒现象；碎片程度在 50% 以上。

一般来说，I 级和 II 级胚胎都具有良好的着床潜能，III 级胚胎的着床潜能减弱，而 IV 级胚胎几乎不具有着床能力。

碎片的生成是细胞凋亡的征象，当胚胎碎片过多时，碎片将影响胚胎的生长潜能。碎片越多的胚胎，生长潜力可能越差，所以碎片程度是判断胚胎好坏的一个重要标志。

一般 I 级和 II 级的第 3 天胚胎都很不错，III 级的差了点儿，但还可用，IV 级则不太会被移植或冻起来。比如，当被告知第 3 天胚胎是一个 I 级 8- 细胞，那么恭喜，移植成功的可能性很大。

当然，胚胎的好坏还与患者的年龄有关，同样是 I 级 8- 细胞，年轻女性的染色体变异系数非常低，而年龄大的变异系数相对高很多。

前边提到的数字"811"，第 1 个数字"8"是细胞数目（8 个），第 2 个数字"1"代表对称度（1 是对称），第 3 个数字"1"代表碎片有多少（1 是几乎没有）。所以我们可以得知，"811"是个几乎完美的第 3 天胚胎。

第五天（D5）囊胚的评级

根据囊胚腔的大小和孵化程度，可将囊胚的发育分为六个时期。而对于 3 至 6 期的囊胚，还需要对其内细胞团和滋养层细胞进行质量分级。

1期：早期囊胚，囊腔小于胚胎体积的 1/2。

2期：囊胚，囊腔超过胚胎体积的 1/2。

3期：完全囊胚，囊腔充满整个胚胎。

4期：扩张期囊胚，囊胚扩张，直径大于最初的胚胎直径，透明带变薄。

5期：正在孵出的囊胚，滋养层（囊胚的一部分）从透明带中孵出。

6期：孵出的囊胚，此时囊胚完全从透明带中孵出。

	囊胚内细胞团	滋养层细胞
A 级	细胞数目多，排列紧密	很多细胞形成连续的上皮
B 级	细胞数目少，排列松散	较少的细胞形成疏松的上皮
C 级	细胞数目很少	仅很少几个大细胞

所以，前边提到的 4AA 囊胚表示囊胚处于 4 期，内细胞团 A 级发育，滋养层细胞 A 级，它是一个细胞排列紧密、几乎没有碎片、还没有孵出的囊胚，通常被认为是最适合移植的囊胚。而 5AA 或 6AA 囊胚虽然看起来比 4AA 囊胚更有发育潜能，但因为部分细胞已从透明带逸出，在实际移植

操作中反而不如 4AA 的囊胚好。

其实还有 D 级，但一般到了 D 级的囊胚就无法移植或已不值得冻起来了，所以通常只谈到 C 级。有些胚胎发育慢，到第 6 天甚至第 7 天才发育成囊胚。因此，囊胚的天数也是判断其发育潜能的重要指标。通常，第 5 天的最好，第 6 天的次之，第 7 天的再次之。

Chapter 7

移植：
坚持到最后才算胜利

移植有风险，时机有讲究

内膜薄的日子不是一般的难熬

选择试管婴儿，有时需要有小白鼠精神

宫腔积液：移植路上杀出的"程咬金"

移植后吃东西有讲究？别被"偏方"坑了

春梦频发，都是雌激素和禁欲惹的祸

把血栓消灭在摇篮里，迎接最后成功

移植有风险，时机有讲究

如果卵巢内膜条件好，没有发生中重度过度刺激综合征的话，在取卵3天后就可以移植新鲜胚胎。但是芊芊因为发生了中重度的 OHSS，所以中心医生取消了移植鲜胚，把 2 个优胚和 6 个囊胚都冻存了起来，等待新的移植时机。

在正常生理情况下，胚胎将在排卵后 4～5 天发育成桑葚胚，至囊胚阶段时进入子宫。此阶段的胚胎一般有 60 个细胞。但在试管婴儿过程中，由于培养条件的限制，移植胚胎的时间差异很大，更多的是在第 2～3 天移植，有的生殖中心则在第 5～6 天移植。

第 2～3 天移植的优点是体外培养的时间短，但胚胎的形态学参数不一定能反映胚胎的活力，而且胚胎在种植之前，需在宫腔内悬浮一段时间，因此需选择多个胚胎进行移植。相比于第 2 天移植，第 3 天移植可为胚胎的选择提供更多的信息，因为第 3 天的胚胎为 8- 细胞期的胚胎，胚胎基因组已开始激活，囊胚的植入率最高，可避免造成多胎妊娠的危险，但囊胚培养的时间长，需要较高的条件，不恰当的培养条件会造成胚胎的浪费。另外，囊胚的冷冻效果也不够理想。

在辅助生殖领域，如何选择移植胚胎的数目，并在保证成功率的基础上降低多胎妊娠率，医学界一直都有争议。我国卫生部规定，35 岁以下第一周期的患者移植 2 个胚胎，其他情况可以移植 3 个胚胎。

等待，是一种期盼，也是一种煎熬。

移植技术并不复杂，操作难度也并非很大，但是，对移植时机的把控却可能是最终成功与否的关键。每个生殖中心的医生在个人技术上是没有明显差别的，但是在观点和时机把握上，差别就很大了，而这样的差别可能给患者带来不一样的结果和不一样的经历。

生殖界存在两种移植状况：第一种是只要有胚胎就移植，即使当时条件不好，照移植不误。第二种是没有足够的胚胎就不移植，或者时机不合适就不移植，不管有多少胚胎先冻着。

　　妍芳，女，39 岁，原发性不孕一年，因为高龄加上丈夫重度弱精，于 2013 年开始行试管婴儿助孕。妍芳的卵巢储备功能不好，AMH 值只有 0.45ng/mL，AFC 左侧 1～2 个、右侧 3 个。2013 年 3 月第一个周期采用普通长方案取卵，共取卵 4 枚，受精 2 枚，得一枚 822 鲜胚，当月移植没有着床。移植前 3 天，妍芳感冒了，按理说这种情况并不属于移植的禁忌证，但是除非万不得已必须移植，不然就应该取消本周期移植。因为上呼吸道感染会影响移植的成功率。

接着，妍芳休息了一个月，5月份重新开始进入第二个周期。这个周期采用的是微促方案，取卵2枚，配成811鲜胚一枚，因为上次移植鲜胚不成功，这次医生建议移植冻胚；7月份，妍芳月经来潮，开始进入移植周期，采用人工周期方案，在月经周期的第17天移植冻胚，可惜的是这次也没有着床。这次移植前妍芳倒是没有感冒，但是她连续3天失眠，虽然失眠不是试管婴儿的禁忌事项，但是失眠影响情绪，影响大脑皮质功能，也影响激素的分泌，当然也会影响试管婴儿的成功率。

医生建议妍芳做宫腔镜，结果宫腔镜显示宫腔正常。

10月份，妍芳开始第三个周期，这次采用的是短方案，还是取卵2枚，没有配成胚胎。

12月份，妍芳启动第4个促排周期，这次采用微促方案，取卵3枚，配成722和622两枚胚胎，但是移植后依然没有着床，原因是移植后妍芳一直存在下腹隐痛，应考虑宫缩痛，这当然也降低了着床的概率。

妍芳开始烦躁不安，生殖中心的医生也说不出为何总是不着床。妍芳追问医生，得到的信息就是她的卵子功能差，胚胎质量一般。医生建议她先找中医调理，之后再进周，启动新一轮的试管婴儿周期。

2014年2月18日，妍芳来第九诊室找我，我了解情况后，给了她3个建议：

第1个建议：中医治疗。

中医治疗2个月后继续开始新的周期。她问能不能多吃一段时间中药，我告诉她，因为她的卵巢储备功能不好，年龄又大，等待时间不能过长，甚至都不需要先吃一段时间中药后再继续做试管婴儿，完全可以一边做试管婴儿一边吃中药，当然，我会在试管婴儿的不同阶段采用不同的方法和方药。因为我了解过失败的案例。

曾经有一位39岁的患者，一次试管婴儿失败后，开始找中医调理。医生建议她吃1年中药后再去继续试管婴儿流程。结果没等到1年，8个月后复查，她的卵巢已经衰竭了，AMH 0.08ng/mL，FSH 46.12mIU/mL。医生只能让她等待时机，可是她从此没有任何时机了。可以说，8个月的中药治疗完全是浪费时间，把机会活生生地放跑了。对于这个案例，并非是中药导致了她的卵巢衰退，如果不吃中药，说不定6个月的时候卵巢就衰竭了。

中药是有用的，问题出在医生的那句"吃一年中药后再去做试管婴儿"，对于一个高龄、卵巢储备功能非常差的患者，医生不应该建议她先长期吃中药然后再去做试管婴儿，时间就是生命，应该采用一边吃中药一边继续进行试管婴儿助孕的方式。

对于年轻的、卵巢功能强的患者，试管婴儿助孕失败后，可以按照具体情况进行比较长的中医药调理，只要输卵管是通的，说不定吃吃中药就能自己怀上。阿茜就是这样的例子。

阿茜因为子宫内膜异位症，术后 2 年未孕，走上了试管婴儿道路。和妍芳一样，取卵 2 次，移植了 5 次，都没成功，试管婴儿医生建议她找中医调理身体后，再继续进行试管婴儿助孕。阿茜才 27 岁，卵巢储备功能很好，AMH 6.27ng/mL，AFC 左侧 8，右侧 10 个。她在试管婴儿过程中并没有接受中医的治疗，我建议她可以吃半年中药，之后再开始新的试管婴儿周期，并交代她在中药治疗期间可以继续正常自然备孕。有些中医不知开了什么处方，经常交代治疗不孕的患者避孕，如果我是患者，听到这话立刻就换医生，因为只要患者不孕，我认为医生开的中药就应该是帮助她怀孕的，而不是要她先避孕。阿茜就这样吃着中药，吃到第 5 个月，准备来一次月经后就继续做试管婴儿，但是过了 5 天，还没有来"大姨妈"，用试纸一检测，自然怀孕了！

第 2 个建议：免疫治疗。

涉及生殖的免疫问题很多、很复杂，传统的、长期用于临床的主要是封闭抗体治疗。超过 95% 的正常的东方女性都是封闭抗体阴性，可以说阴性是正常的。如果能自然怀孕生育的话，阴性的封闭抗体基本没有影响，只有很少一部分封闭抗体阴性的女性因为不孕不育，使本来属于正常的阴性封闭抗体变得不正常，需要想办法把它转阳性后，才可能完成生育问题，但仅是"可能"而已。因此，很多医院已经放弃了这个治疗方法。

但是，仍然有部分医院继续坚持着封闭抗体治疗，而实践也证明，封闭抗体治疗对于一些反复着床不成功的、反复流产的患者，还是有一定的临床作用。

小桢，34 岁，反复自然流产 4 次，继发性不孕 3 年，后选择试管婴儿助孕，移植 4 次不成功，来找我进行中医调理。我让她和试管婴儿医生沟通一下，看是否做封闭抗体的免疫治疗。她问过试管婴儿的主治医生后，医生告诉她这方法没用，不需要做。后来，她瞒着试管婴儿医生，偷偷跑去某医院做了封闭抗体的免疫治疗，完成第一个疗程后，复查，封闭抗体转阳性，接着回到原中心移植，这次终于获得成功。不能说小桢最后的成功一定与封闭抗体治疗无关。

因此，对于封闭抗体免疫治疗，我们应该客观对待，对于没有明确原因的反复自然流产和反复移植失败的患者，其实可以考虑做封闭抗体的免疫治疗。

如果难以找到开展封闭抗体治疗的医院，没关系，还有另一种免疫治疗。我们把封闭抗体治疗叫作主动免疫，而另一种就叫作被动免疫，这就是球蛋白的使用。但是，球蛋白的使用效果，还有待长期的临床观察和积累，毕竟球蛋白属于血液制品范围，不能随意使用。至于球蛋白的使用方法，因人而异，有连续打一两周的，有每周打一次的；有孕前开始打的，有孕后再打的。患者按照主治医生的建议选择即可。

至于中药的使用，其作用是调整身体的脏腑、气血功能，达到助孕安胎的目的，而不是对抗抗体。

第3个建议：腹腔镜检查后移植。

对于胚胎反复移植不成功的患者，要考虑一个常见因素，就是腹膜型子宫内膜异位症，但是很多试管婴儿医生会忽略或者不重视这个问题。

很多医生通过抽血查CA125来判断患者是否有子宫内膜

异位症，但是按照我的上千例临床经验，腹膜型子宫内膜异位症的 CA125 阳性率低于 30%，而且 CA125 阳性的患者也有很多不是子宫内膜异位症。对于巧克力囊肿，有经验的 B 超医生可以准确判断，但是腹膜型子宫内膜异位症无法用别的方式，只能通过腹腔镜检查来判断。更为讨厌的是：腹膜型子宫内膜异位症是影响自然怀孕，导致患者反复移植不成功、反复生化、反复胎停的主要原因之一。

有些试管婴儿医生会在移植周期中考虑到腹膜型子宫内膜异位症，他们相信用打降调的方法可以解决这个问题。从2012 年，我就开始注意收集这一类的资料，整理后发现按照降调的方法处理，确实移植的成功率有所提高，值得开心。但是，那些通过降调还是无法获得成功的患者，该怎么办？这时应该考虑做腹腔镜手术。

试管婴儿助孕和自然助孕一样，都是一个严密的、多层次的系统工程，只要对患者有利而又不会带来明显的创伤，任何方法其实都可以尝试。

妍芳听了我说的三种建议后，问我："叶医生，为什么试管婴儿医生不给我建议呢？而你不属于试管婴儿医生，却给我这么多建议？"

我笑着对她说："这是我自己摸索、总结的临床事实，不代表都是正确的，你还需要回生殖中心和你的主治医生商量一下，看这几个建议是否值得考虑。"

据我了解，一些试管婴儿医生很自负，容不得别的医生的不同观点，也有一些试管婴儿医生很人性化，只要觉得合理，就会接受不同的观点和建议。至于妍芳的主治医生是何等脾气秉性，我不太清楚，因此我一般给建议后，还会再给另一个建议："以你的试管婴儿医生的建议作为最后的决定。"

不管中医还是西医，不管是手术医生还是试管婴儿医生，大家应该都有一个共同的目标，就是为不孕患者的成功怀孕而努力。而在这个助孕的过程中，会涉及很多问题，这就需要各专业的医生互相配合、互相通气，取得最佳的方案。可惜，很多医生依然是各顾各的，各自守住自己的阵地，不管别人的阵地是否失守，中医一味补肾、驱寒，手术医生只是尽量把病变处理干净，而不考虑是否影响接下来的助孕，而试管婴儿医生只顾着胚胎培养、移植等，其他的也无暇顾忌……

我给妍芳开了两周的活血中药，因为我判断她有子宫内膜异位症。

2014 年 3 月 5 日，妍芳第 2 次复诊。

她告诉我，她回去后联系了她的试管婴儿主治医生，向医生提出了免疫治疗和腹腔镜检查的问题。医生认为移植都没有着床，不需要考虑封闭抗体治疗，认为封闭抗体只针对着床成功后流产停胎的人。对于腹腔镜手术，试管婴儿医生认为可以做，但表示意义不大。妍芳再次问我怎么办，我建议她做腹腔镜手术。

妍芳问能否当下就做，我告诉她不要急，再次促排取卵后，在移植前做最好，因为如果确认有腹膜型子宫内膜异位症，试管婴儿医生的移植方案可能会重新调整，从而增加移植成功率。

妍芳继续接受着中药治疗。2014 年 4 月 13 日，妍芳再次复诊。她进入了新的促排阶段，幸运的是，这次共获卵 5 枚，配成了 4 枚胚胎，1 枚 811，一枚 822，剩下 2 枚养囊胚，竟然养成了一枚 4BB 的囊胚。

按照计划，妍芳找我做了腹腔镜手术，结果证明我之前的判断是正确的。她的腹腔前后腹膜、子宫后壁和直肠窝位置，有很多子宫内膜异位症结节。

术后妍芳继续接受中药治疗，出院后立刻返回生殖中心，试管婴儿医生看了手术记录后，重新给妍芳调整了移植方案。

2014年8月9日，腹腔镜手术后3个月，移植两个冻胚14天后，抽血，HCG 1203mIU/mL。结果是双胞胎，37周剖腹分娩一对健康龙凤胎！

这是生殖界存在的第一种移植状况。

还有另外一位患者的例子。

2014年6月28日，我和助手梦琪应邀到广西梧州会诊。当天来了三十多人，全都是有生殖障碍的患者，对各种问题我们都一一给予了解答并给有需要的患者开了处方。傍晚，就在我们结束会诊准备离开时，突然进来一位目测四十来岁的妇女，既清瘦，又清秀。

"叶医生，能否帮我看看，我从容县赶过来的。"她喘着气说。

我示意她坐下慢慢说，反正离回广州的高铁的出发时间还有两个多小时。

她坐下来，介绍自己叫红贞，并从有点儿皱的挂包里拿出一沓厚厚的病历和各种验单，有些已经发黄了。

我开始问病史，同时让梦琪记录。病史摘要如下：

红贞，年龄38岁，不孕7年。

各种检查、各种治疗都基本完善，目前考虑影响怀孕的因素主要是巧克力囊肿和子宫腺肌病。

除了怀孕困难，还有严重的痛经，每次都是痛到生不如死，合并有月经量增多，慢慢导致了贫血。

在当地进行试管婴儿助孕，共进行了 3 个取卵周期和 4 次移植周期，但是一次都没有着床。最后一次移植时间是 5 月 12 日，5 月 25 日月经来潮后，至今还没有第 2 次月经。

第 3 次取卵周期促排前的卵巢储备：AMH 0.78ng/mL，AFC 左侧 1 个，右侧 2 个。已然属于明显的卵巢储备不足。子宫大小是 12cm×11cm×11cm，后壁肌层杂乱回声区大小约 7cm×6cm×6cm，边界不清，B 超显示为典型的子宫腺肌病。

当地试管婴儿医生建议其放弃助孕，并建议找妇科切除子宫，解决痛经问题。

确实，红贞生育的机会已经很渺茫，并且严重的痛经已经影响到她的生活质量，从治病来说，切除子宫，放弃生育是很合理的。

"红贞，你自己觉得你的生育愿望强烈吗？"我按照自己的经验和沟通方式问她。

"叶医生，我看了你写的两本书，知道书中的一个姑娘也是和我一样有严重的子宫腺肌病和痛经，她在你的治疗下自然怀孕并生娃了，我一直想找你看看，但是路途遥远又不知如何挂号，听说你今天来梧州了，所以就赶来找你了。"

红贞继续说："我的生育愿望当然很强，不然也就不会折腾到今天还在等啊。"按照红贞现在的情况，她的自然怀孕概率不会超过10%，而已经移植4次胚胎了，一次也没有着床，估计试管婴儿助孕也是非常艰难了。不过，如果只是为了减轻痛经，还是有办法的，比如上一个曼月乐环。这种环属于高剂量孕激素缓释装置，对于减轻痛经和减少月经量有良好效果，但是它会引起不规则的、长期的少量阴道出血。红贞并没有使用过曼月乐环，所以我建议她可以考虑。

另外，中药在治疗子宫腺肌病引起的痛经方面，有效率达75%左右，效果算是不错。红贞说曾间断吃过中药，但都是传统的中医开的，有些中医连试管婴儿、子宫腺肌病都没听说过。

既然红贞的生育愿望还很强大，我给她建议：

第一，中药治疗，我会给她开药方。

第二，继续试管婴儿助孕，因为卵巢储备功能已经明显不足，所以只能用微刺激或者自然周期取卵积累的方法。

第三，和试管婴儿医生沟通，等到再次配有可移植的胚胎后，建议手术处理子宫腺肌病（因为一般子宫腺肌病是不做处理的，但是红贞的子宫腺肌病很严重，子宫体积过大，即使有胚胎可以移植，过大的子宫环境也难以接受胚胎的种植发育，很容易导致再次不成功）。

因为刚刚移植失败，所以我建议她在等待试管婴儿期间，先吃中药。我给她开了一条处方：清热解毒、活血化瘀，给她的主要方药并非传统的中医名方，而是另辟蹊径，反经典，采用"按病不按证"的原则给方，药物有忍冬藤、广东王不留行、田七、救必应、土茯苓、猫爪草等加减。

按照辨证来讲，红贞属于气血亏虚和血瘀，原则上应该以补血养血为主，但是中医治病除了辨证外，还必须强调"因人、因时、因地"制宜，即对病人实施个体化治疗。

红贞虽然有"虚"，但是要考虑疾病的严重程度，只能先针对疾病进行治疗，而放弃辨证补虚治疗。后来结果也证实了这种思路是有效的，红贞吃了半月中药后，来了做试管婴儿后的第 2 次月经，虽然还有痛经，但是程度上已经减轻了一半以上。就这样，戈每月去一趟梧州，她每月换一次药方，转眼过了半年。

后因为工作关系，我不再去梧州会诊，红贞只能每月从广西来广州找我继续治疗，但是当地的试管婴儿医生不接受她继续试管婴儿，由于当时我还没有到生殖中心就职，只能继续给她进行中药治疗，这样又过了半年。

2015 年春天，我被邀请前往广东省第二人民医院生殖中心（以下简称"省二"），定期会诊一些做试管婴儿的患者，期望通过中医治疗提高这些患者的移植成功率。我把红贞的情况和中心主任汇报了，问她能否接受红贞前来做一次试管婴儿，中心主任很有激情，充满无穷精力，是一名实干家，她一口答应了。

接下来的日子，红贞就在"省二"接受了试管婴儿，前后取卵 3 次，获得了 1 枚优胚和 2 枚囊胚。这 3 枚可是红贞最后的希望了。但是，艰辛的日子才刚刚开始。

针对红贞的情况，我和中心主任进行了讨论，并取得共识：因为红贞子宫过大，不适合移植，要先缩小子宫，即必须手术切除可以切除的子宫腺肌病，顺便处理盆腔可能存在的粘连或者巧克力囊肿，术后因为子宫伤口关系，短时间不能移植，可采用降调的方法，等待移植的时机。红贞接受了我们的建议。

2015 年 8 月，我在原来的医院给红贞做了开腹手术，术中切除了明显有子宫腺肌病的部位，子宫体积大约缩小了 1/4，虽然还是很大，但没办法，手术不能切除过多，不然子宫的过大创伤也会影响移植，术中也剔除了右侧卵巢的巧克力囊肿。

按照子宫切口的大小、深浅，我和中心主任建议红贞至少要等 8 个月才能移植，这期间肯定要打降调，每隔 28 天打一针，打到可以移植为止。

红贞打了 8 针后，可以开始移植了。但是中心主任非常重视像红贞这样的"老大难"患者，不会按照常规随意移植，而是等待、等待、再等待，等到那个可能有机会成功的时机出现。可是因为我们中心一样没有专门的心理医生，所以对于这些患者的心理疏导有时会不到位，患者只能默默流泪，默默等待，着急、彷徨、纠结、苦闷等情绪会时不时出现，红贞也一样。

本以为等了这么久，打了这么多针，应该可以移植了，但是主任给了一句话："还不是时候，再等等！"

这时，我已经从中医院辞职，带着助手亚丽和梦琪加入了生殖中心团队，所以每次红贞找我开中药，我都安慰她：

"主任让你等等，你应该开心，虽然机会还没出现，但是总会出现的。"

更年期的症状也在折腾红贞：失眠、发热、出汗、脾气差、全身不舒服，中药治疗也只能稍微减轻一点儿症状而已。

第9针，第10针，第11针，还是时机不合适。

红贞对我说："叶哥，再不移植，我就要崩溃了。"我只能继续安慰并鼓励她，其实我的内心也有些焦急了。

第12针后，主任终于开口了："红贞可以考虑移植了。"我想这应该是红贞一年多来听到的最开心的一句话。

红贞非常幸运，移植一次获得成功！出检测结果那天，红贞哭着拥抱了我们中心的每个人。但是往后的日子不会很轻松，因为接下来的保胎也是充满荆棘的。幸好生殖中心中西医配合，让红贞平安度过12周后，又和产科医生紧密配合。红贞度过了一关又一关，一直吃中药到孕24周。

我写到这时，红贞已经孕32周了，目前一切平安。预祝红贞最终如愿以偿！

这就是生殖界存在的第二种移植状况。

内膜薄的日子不是一般的难熬

2014 年 4 月 20 日，距离芊芊取卵已经一个多月了，这天，芊芊前来复诊，她满脸愁容。

"叶哥，我前天回中心复诊，大姨妈第 11 天，B 超发现我的子宫内膜非常薄。教授说简直就是一片沙地，没有泥土，不合适移植。"

芊芊因为子宫腔严重粘连，手术虽然给她进行了分离，但是不等于内膜可以得到修复。内膜就像土地一样，只有到了一定的厚度才能容纳种子的种植和发育。我看了芊芊的 B 超记录：内膜 4mm，宫腔线不清晰。按理说芊芊这个时候属于排卵前，内膜应该是很厚的，但是 4mm 相当于月经刚刚干净的时候，意味着基本没有内膜生长出来。试管婴儿医生都有一个底线，如果患者的内膜达不到最低要求，会一直不同意移植。多年的临床案例总结，即使内膜非常薄，月经就来几滴，还是有人可以自然怀上并生下孩子的（《怀得上，生得下》有论述），但是试管婴儿不行，医生不同意移植，患者就没有机会。所以，内膜薄一直是困扰试管婴儿进程的拦路虎。

多少人曾因为内膜薄，长时间处于等待移植中，有的等到不想再等了，有的进行了长期大量的激素治疗，各种不良反应都出现了，但内膜还是完全不长。

薄型子宫内膜是指子宫内膜厚度低于能够获得妊娠的阈厚度，它的病因不仅包括宫腔操作、感染史，还与内分泌、药物、年龄等因素有关。薄型子宫内膜的病理生理特点是：腺上皮生长缓慢，子宫动脉的血流阻力高。

在辅助生殖技术（ART）中的 HCG 日或予黄体酮支持的那天，超声下子宫内膜的厚度小于 8mm 则认为是薄型子宫内膜。内膜薄到什么程度就无法接受胚胎着床呢？没有标准答案，对于一个子宫没有受过创伤的正常女性，她的子宫内膜在排卵期能达到 8 ~ 15mm，就属于正常，低于 8mm 属于内膜过薄，厚于 15mm 属于内膜过厚。但这个标准并非适合所有人。对于一些内膜受过伤的患者，我想，她们的子宫内膜厚度一辈子都不会达到 8mm，那怎么办？难道永远不给她们移植吗？

当然不会，试管婴儿医生也是人，也会讲究个体化处理，像芊芊这样重度宫腔粘连的，子宫内膜达到 8mm 几乎是不可能的事，只要有一点儿内膜就可以移植了，移植了就有机会，不移植就没有机会。但是医生也会珍惜来之不易的胚胎，希望内膜长到一定程度再移植，以增加成功率。所以，医患之间需要充分沟通，彼此尊重，取得共识，而不是只听医生单方面的建议或要求。

子宫内膜薄的罪魁祸首：宫腔手术操作及宫腔感染

反复的宫腔操作会对子宫内膜造成一定程度的损伤，严重者甚至可以导致内膜修复障碍，从而导致子宫内膜菲薄或者宫腔粘连。B 超主要表现为子宫内膜薄，或者子宫内膜连续性中断，又或者表现为宫腔内局部积液等。在宫腔镜下可看到宫腔呈不同程度的狭小、变浅，甚至呈桶状或针孔状，宫腔内广泛瘢痕化及纤维粘连带、肌性粘连带形成，子宫内膜菲薄或无，内膜腺体稀疏或者未见腺体，大部分宫腔粘连封闭。

中重度宫腔粘连的患者，其子宫内膜基底层受到严重的破坏，子宫内膜及腺体的再生能力、子宫内膜的容受性等都会降低，在电镜下观察宫腔粘连的子宫内膜，可发现其间质内微血管闭锁及腺细胞线粒体嵴的改变。另外，子宫内膜结核也常常导致子宫内膜的损害，子宫内膜结核可以导致内膜纤维瘢痕形成以及内膜修复障碍，从而影响怀孕。因此，子宫内膜结核也是临床常见的子宫内膜薄的原因之一。另外，各种原因引起的宫腔感染，也会影响子宫内膜的增殖和分泌，也会导致子宫内膜变薄。

内膜薄的原因之二：相关药物及促排卵方案

氯米芬是多囊卵巢综合征患者促排的常用药物，但是因为氯米芬对雌激素有拮抗作用，而且氯米芬的半衰期相对较长，所以使用氯米芬的患者在促排周期中常常出现子宫内膜相对较薄的问题。氯米芬可以减少子宫内膜上的雌激素受体，从而降低子宫内膜的厚度。研究发现，促排卵方案对子宫内膜的厚度是有一定的影响的。在 ART 促排卵方案中，使用短方案促排卵的患者，其子宫内膜最薄，子宫内膜第二薄的为使用拮抗剂方案的患者，而采用长方案促排卵患者的子宫内膜最厚。有研究认为，拮抗剂方案可能会影响细胞的有丝分裂，从而对内膜的增殖不利。

因此，对于子宫内膜薄或子宫内膜反应不良的患者，在再次 ART 促排卵周期中，应该综合考虑促排卵方案的选择，争取移植鲜胚，以降低移植周期取消率。

内膜薄的第三个原因：不明原因

临床上，有相当一部分患者出现的子宫内膜薄是无法找出原因的，也就是所谓的不明原因薄型子宫内膜，给这些患者做宫腔镜检查，其结果提示宫腔形态正常，没有看到瘢痕、粘连和结核病变灶，仅仅表现为子宫内膜薄，其中有部分患者甚至既往没有任何的宫腔内操作史。

生殖中心给芊芊定了治疗内膜薄的方案：大剂量的雌激素和小剂量的阿司匹林，雌激素每次 8 片，每天 3 次；阿司匹林每天 2 片。这是每个生殖中心的基本方案，有时药物用量会不一样。大家认为大剂量的雌激素可以促进内膜细胞的再生，而实践证明，这样用药后，只有一部分患者的子宫内膜薄得到稍微改善，更多的患者在接受大剂量的雌激素治疗后，子宫内膜还是没有任何增厚的迹象。一个周期没效，那就继续使用，有些中心采用连续疗法，让患者连续吃 3 个月高剂量的雌激素，而不是常用的人工周期疗法，即吃 21 天，停药等月经，月经来的第 5 天继续第二个周期。

女性的雌激素调节通常处于一个动态平衡中，雌激素过高、过低都会影响这个平衡，通常过高的雌激素会给生殖器官以外的与雌激素有关的器官带来明显的不良反应。芊芊才吃了一个周期，问题就出现了。

5 月 30 日，芊芊继续到门诊复诊，她有点儿烦恼，当天是"大姨妈"来的第 10 天。

"叶哥，可能跟吃药有关吧，我胸涨得很厉害，之前就有乳腺增生，怎么办啊？"芊芊面带愁容地说。

芊芊接受的是每天吃 24 片雌激素的治疗方案，这个剂量相当于平时治疗一些月经病一个周期的剂量了！临床上很少有医生这样治疗的，但是试管婴儿过程中，像芊芊这样接受大剂量、长时间的雌激素治疗的患者不在少数，可临床效果却很一般。对于低雌激素水平或者卵巢功能低下患者，还是有些作用的，但是对于多囊卵巢综合征患者，因为她们的雌激素本身就已经过高，额外增加大量的雌激素，作用就不明显了。

"叶哥，你帮我看看，是不是有问题，实在胀痛难忍啊。"芊芊指着胸部说。这属于乳腺外科范围，不属于我的范围，按说我不能越界。

其实在以前，医患关系很好，那时候医生是愿意多帮助患者一些的。比如，在 20 世纪 90 年代，我在做妇科手术时，如果发现患者阑尾有问题，就会顺手把它割掉，很简单的事情；又比如，患者有乳腺问题，在做妇科手术时，我们也帮忙给她取点儿细胞去做活检，有问题再请乳腺外科处理。

现在不能这样了，如果在手术中发现不是本科的病变，就只好乖乖地找相关的科室医生处理，比如阑尾，现在有超声刀，切掉就是几分钟的事情，但是再简单也不敢动，为什么？别人会问你，你是妇科医生，干吗要干外科的活？患者术后也可能会找麻烦，因为你超出执业范围了！

因为我和芊芊已经是老朋友了，既然她提出要求，我给她看看也无妨，反正诊室还有几位助手和其他患者做证，要是只有我和芊芊两个人，抱歉，我就不能动了！

我检查了她的乳腺，增生明显，还有 3 处不像增生的结节，估计纤维瘤可能性大，并且摸到腋窝有增大的淋巴结。简单看过，我建议芊芊还是找乳腺科医生做专科的评估为好，甚至需要取活检，并且建议她减一半服用的雌激素的量试试。因为她来找我前已经在生殖中心做了 B 超，子宫内膜还是 4mm，和没有治疗前是一样的，也就是说，第一个周期的大剂量雌激素治疗，并没有让子宫内膜增厚，反而导致乳腺出问题了。

其实，按照我自己的总结，患者只要雌激素水平正常，大剂量使用雌激素增厚内膜并没有小剂量有优势，对于那些使用大量雌激素没有效果的患者，我都会建议她们改成低剂量的雌激素治疗，一般一天就是 1 片，或者早晚各 1 片。事实证明还是有点儿用的，这样调整后，40% 的患者的子宫内膜得到了不同程度的增厚，当然在我的治疗中，还配合有中药的治疗。

选择试管婴儿，有时需要有小白鼠精神

在芊芊接受大剂量雌激素治疗的同时，试管婴儿医生也让她吃着小剂量的阿司匹林。

小剂量阿司匹林可以通过作用于前列腺素 I2 合成过程中的环氧化酶，来降低血小板的生物活性，改善局部的血液循环，不仅如此，还可以通过抗炎作用来抑制炎症介质引起的子宫血管收缩，使子宫动脉阻力指数降低。但是，目前学术界对于用小剂量阿司匹林来治疗薄型子宫内膜的疗效尚不确定。

芊芊本身有慢性胃溃疡病史，已经有 5 年没有发作过，而胃溃疡属于阿司匹林的常见禁忌证。试管婴儿医生问病史时忽略了这点，而芊芊也忘了告诉医生。

吃了 1 个月阿司匹林后，芊芊开始出现了明显的反胃和胃部不舒服，常泛酸水，她以为是药物的不良反应，因为吃大剂量的雌激素，也会出现消化道不舒服的感觉。所以芊芊没太当回事，继续吃着。

6 月 9 日晚上，芊芊突然给我发了一条短信：叶哥，我吐血了。

吐血？这可不是闹着玩的，事情可大可小。

我问了情况得知，原来芊芊当晚吃了海鲜大餐，又喝了点儿红酒。本来停用一次阿司匹林也不会有什么问题，但是她回家后还是把阿司匹林吃了。吃完半小时后，芊芊突然呕吐，开始是食物残渣，后来竟然吐出两口新鲜的血。我让芊芊赶紧到医院看急诊，检查一下究竟是食物中毒还是饮食导致的胃溃疡出血。

芊芊只好在半夜挂了内科急诊，经过医生判断，并非食物中毒，而是考虑胃溃疡出血，诱因就是长期服用阿司匹林。

幸好芊芊的病情不是很严重，住院治疗观察 4 天后恢复正常，出院。我让芊芊停服阿司匹林。可是子宫内膜怎么办呢？

其实，阿司匹林的功用类似于中药的活血化瘀药，而很多活血化瘀的中药除了不影响胃溃疡外，还能兼治胃溃疡，并且还能改善血液黏稠度，促进血液循环，其作用不会弱于阿司匹林，因此完全可以用中药来代替阿司匹林。

虽然芊芊接受了大剂量的雌激素和小剂量的阿司匹林治疗，又有中药的辅助治疗，但是她的子宫内膜还是很薄，最厚的时候也只有 5.5mm，离试管婴儿医生移植的底线还差很远，怎么办？

试管婴儿医生又让芊芊尝试了另一种方法：用治疗男性阳痿的药物"伟哥"（枸橼酸西地那非）。伟哥的作用机制是通过抑制磷酸二酯酶的活性来提高组织中的环磷酸鸟苷的浓度，从而松弛组织平滑肌和小动脉平滑肌，改善组织的局部血流情况。根据它的这一作用机制，这些年有学者将它用来治疗试管婴儿进程中子宫内膜发育不良的患者，但是有些患者使用后有效，有些无效。

芊芊吃完两个疗程的伟哥后复查，子宫内膜还是没有变厚。

2014 年 7 月 8 日，芊芊拿着生殖中心的报告前来复诊，原来很乐观的她已经变得焦虑、烦躁。

"叶哥，我是不是没有希望了？内膜一直都长不起来，医生也不给移植，说让我继续等，但是我已经等了几个月了！"芊芊非常着急。

我先问了她的乳腺情况及胃溃疡情况，她说没事了，乳腺科医生说只是普通的乳腺增生而已，定期观察即可，而上次胃溃疡发作吐血后，芊芊也更加注意饮食控制等，至今没有再发生过。

我建议芊芊回中心和试管婴儿医生沟通，不管子宫内膜有多薄，就移植一次试试，反正不成功也就浪费一个囊胚而已，也还有几个可以用，万一成功了呢。事实上，确实有这样的案例。

晓菲，因为双侧输卵管堵塞，选择试管婴儿助孕，培育了 5 个优质囊胚，可是等了一年，试管婴儿医生一直不给她移植，原因就是她曾经做过一次清宫术，导致宫腔严重粘连，后来又做了 5 次宫腔粘连手术，其中有 3 次电切术，整个宫腔剩下的基本都是瘢痕组织。晓菲的子宫内膜也是非常薄，一般只有 3 ～ 4mm，各种中西医办法都尝试了，就是无法再生出子宫内膜。难道就这样茫然地等着吗？晓菲来问我怎么办。

我对她说："晓菲，我有一个建议，但是估计难以实施。"

我知道，作为一个非试管婴儿领域的普通医生，给一些试管婴儿方面的建议其实是会被人指背说闲话的，但是作为一个医生，我有责任和义务把我所知道和了解的经验告知患者，让患者自己去和试管婴儿医生进行沟通。不孕不育的治疗繁杂混乱，患者有时真的是一头雾水。

"叶哥，有什么建议？"晓菲非常兴奋地问。

"其实，也没什么好建议，就是你回去和生殖中心的试管婴儿主治医生商量，反正现在子宫内膜长不起来，再等多少年也一样，不如就移植一次，反正还有几个备胎，即使不成功，也认了。但是还没移植，怎么就能知道一定不成呢？"

一把种子，撒在一片肥沃的泥土中，绝大多数会发芽、长苗；同样的一把种子，撒在泥沙里，绝大多数发不了芽、长不了苗，但就是有一些种子偏偏可以发芽、长苗。所以不把种子撒下去，苗永远都不会出现。

晓菲回到生殖中心后，经过和医生磨嘴皮子，最后医生同意给她移植一次，试一试，但是也告知她，成功概率不足1%。

1%，万一发生了就是100%，不移植，就是0。

知道有机会可以移植后，晓菲那个兴奋啊，我不得不提醒她要淡定！中医讲"情志过激致病"，别得意忘形以致气血脏腑功能混乱，而让身体出现意外状况。晓菲是个聪明的姑娘，很快就调整了心态，用平常的心情对待移植这件事。

移植前后我继续给她开中药，因为情况特殊，移植后我并没有按照惯例给她开一些补肾健脾助着床的方药，而是继续给予活血理气的方药，以至于晓菲反复问我能不能吃活血药，我和她再三保证，我完全是在知道她移植了的情况下给她开的移植后要吃的药。

移植后8天，晓菲忍不住用验孕棒试了一下，竟然出现了明显的"两道杠"！最终，这次不抱希望的"试一试"，竟真的圆了晓菲盼望已久的梦！

芊芊按照我的建议，回到生殖中心和医生商量，提出移植一次，但是中心医生坚决不肯，说这么薄的内膜不符合移植规范！

又是规范！但是试管婴儿医生又提出不如采用一种新的办法试一试，就是当下非常时尚的干细胞治疗。干细胞治疗仍然处于一种实验阶段，也就是说接受这种方法治疗的患者，等同于做一回"小白鼠"。

芊芊没办法了，又不能移植，各种治疗方法又没有效果，就把最后的希望寄托在这次实验性的治疗上了。

研究发现，人的子宫内膜组织中是存在干细胞的，其中上皮干细胞在基底层的腺体底部，间质干细胞在功能层和基底层的血管周围。也有研究发现，薄型子宫内膜组织中端粒酶表达下降，具有干细胞特征的边沿群细胞数量变少，这表明薄型子宫内膜与干细胞受损是有密切关系的。但是在骨髓移植实验中，研究者发现来源于异体骨髓的干细胞可迁徙移动到受体子宫内膜中去。所以，干细胞治疗有希望成为治疗薄型子宫内膜的一种新方式。而且，自体骨髓干细胞具有高分化的潜力，没有免疫抗原性，也没有涉及伦理方面的问题，有非常好的治疗前景，目前属于新兴的研究领域。

芊芊接受了髂骨穿刺，得到骨髓干细胞后，医生进行了培育。在芊芊月经的第2天，医生给她做了刮宫手术，同时在她的宫腔内注射了自体的骨髓干细胞悬液，接着继续进行了雌激素的人工周期治疗。

芊芊问我，这阶段还能不能进行中药治疗，我告诉她当然可以。

中医理论讲：肾主骨生髓，肾的功能与骨髓功能息息相关，干细胞来源于芊芊的骨髓，移植到子宫里面刺激内膜的生长，这与中医的理论并没有矛盾，而是一脉相承的。因此，这阶段我给芊芊用了补肾活血的方药，辅助治疗。

宫腔积液：移植路上杀出的"程咬金"

转眼间又过了 2 个月，到了 2014 年 9 月。

这时出现了曙光。检查发现，芊芊的内膜竟然有 7mm 了。之前试管婴儿医生和芊芊说过，如果内膜达到 7mm，就可以移植。现在终于等到这一天了，芊芊异常激动，连续失眠了两晚！

9 月 15 日，芊芊满怀信心前去生殖中心复诊，医生复诊时也说，如果 B 超没有发现什么，就开始进入移植的程序了。

但是，万万没有想到，芊芊的子宫内膜是长了点儿，新的问题又出现了，B 超发现她的宫腔有积液！有积液，当然就不能立刻移植了，需要继续进行处理。只要积液没有了，就可以按计划移植，但是如果积液反复存在，一样移植不了。

芊芊的心情一下子又掉到谷底，信心一下子消失了。因为她知道，宫腔积液也是个麻烦问题，和她同期等待移植的一位病友，因为宫腔积液问题，足足等了 8 个月才有了移植的机会。

宫腔积液的患者通常无明显的自觉症状，部分患者可出现阴道分泌物增多、不孕等临床表现，超声检测发现宫腔内出现无回声区，宫腔内子宫内膜线分离即可诊断。宫腔积液的形成原因既有生理性的，也有病理性的，如宫腔感染、输卵管积水反流入宫腔、剖宫产瘢痕憩室等。

目前，试管婴儿过程中产生宫腔积液的原因尚无定论，医学界更多倾向于多种因素综合作用的结果。

试管婴儿过程中出现宫腔积液的处理方式亦不尽相同，任何可消除宫腔积液形成、防止其他部位液体流入宫腔，或促进宫腔积液顺着生殖道管腔排出人体的方法，都可用来处理，如经阴道超声引导下抽吸术、宫腔灌洗、缩宫素肌注或口服益母草等；对伴有输卵管积水的患者，可行腹腔镜下输卵管切除术、腹腔镜下输卵管结扎及造口术、输卵管栓塞术。

对暂时出现的宫腔积液可以采用期待疗法，即等积液消失后再进行移植。有研究者在胚胎移植入宫腔前，向宫腔内注入不同量的无毒液体，发现注入的无毒液体量越多，胚胎种植率越低，流产率越高；注入的无毒液体量越少，胚胎种植率越高，流产率越低。同一种液体不同的量亦能够影响胚胎的临床结局，所以说胚胎移植的临床结局不仅仅取决于液体的性质。

试管婴儿过程中短暂出现的宫腔积液一般量比较少，其成分接近正常人体的细胞外液，对人体是无害的，也不会影响子宫内膜的容受性，不会对胚胎产生毒性作用，可自行吸收，而且在胚胎移植前消失，不影响胚胎移植，对胚胎移植的结局也无明显影响。所以，对于移植前短暂出现的宫腔积液，可以先观察等待。如果积液在移植日消失，则可进行胚胎移植，不需取消移植周期。

对于移植前有宫腔积液，但量不算多的患者，经阴道超声引导下吸引术在阴道超声准确定位后，用微管将宫腔积液吸出，然后再进行胚胎移植，是处理宫腔积液的一种简便、有效的方式。非输卵管炎性不孕症患者，如因男方因素、排卵障碍或卵巢储备不足等，吸引宫腔积液后进行胚胎移植，其临床结局与没有宫腔积液的患者，或有宫腔积液但经过治疗后宫腔积液消失的患者相比，是没有差别的。因此，在移植胚胎前对宫腔积液行阴道超声引导下吸引术，是一种简便、易操作、对患者伤害小的有效手段，但这种方式目前只在一些宫腔积液量较少且积液持续存在的小样本群体中得到评估，尚需进一步研究。

部分生殖中心选择对宫腔进行灌洗的方法来处理宫腔积液。宫腔灌洗是将适量生理盐水注入宫腔后，再用微管将生理盐水吸除的一种方法。宫腔灌洗没有抽吸术那么大的吸引力，它对子宫内膜的机械性损伤更小，但宫腔灌注时注入宫腔的生理盐水可以沿着正常解剖腔道，经宫角流向输卵管和盆腹腔。同时，待微管吸出宫腔内生理盐水后，残留在输卵管内的灌注液可缓缓反流到宫腔。宫腔灌洗能够抽出宫腔的内膜碎片等宫腔组织物，对病理研究有帮助，对研究宫腔积液的性质也有帮助。

对患有宫腔积液的患者，还可以予肌注缩宫素治疗，可促进子宫收缩及子宫内膜脱落，帮助宫腔积液排出。同时，缩宫素作用于宫颈，可使宫颈管松弛、开放，还可减少宫腔组织物排出产生的阻力。有学者将肌注或静滴缩宫素应用于辅助生育技术过程中出现的宫腔积液，发现肌注缩宫素有利积液的消失。缩宫素肌注是一种简便、易操作、患者易于接受的方法，减少了患者的痛苦，也缩短了治疗时间。

子宫内膜机械刺激的方法则是利用刮匙等器械刺激子宫内膜，造成子宫内膜局部损伤，促进局部炎症因子释放，使子宫内膜重新生长的一种方法。这种方法有利于子宫内膜增长与胚胎发育同步，移植胚胎时，胚胎与子宫内膜能更好地进行沟通，子宫内膜更易于接受移植入宫腔的胚胎。

对宫腔积液反复出现、积液量大的患者，尤其是输卵管炎性（如输卵管积液导致的）不孕症患者，应延迟胚胎移植，要先充分、彻底地将宫腔积液治愈，再进行胚胎移植，否则将会影响胚胎移植的临床结局。当然，延迟胚胎移植，患者花费的时间、精力将更多，所以患者需要足够的耐心来配合。中医学认为，痰湿、血瘀是宫腔积液的病理基础，瘀滞是宫腔积液的病理实质，针对这一病机，采用中药的清热化瘀疗法辅助治疗宫腔积液，效果还是不错的。

芊芊的宫腔积液并不严重，试管婴儿医生给她用了宫腔抽吸的方法，并且给予了适当的抗生素治疗，再加上中药治疗，很快就消失了。

移植后吃东西有讲究？别被"偏方"坑了

2014 年 10 月 28 日，对于芊芊来说，这一天是一个再生之日的开始：这天是芊芊的移植日。

一般移植都是按照冻胚或者囊胚的质量高低排序，芊芊移植的是 2 枚 4AA 的优质囊胚。自从有了试管婴儿技术，从来就没有哪位试管婴儿医生交代患者移植后要回家躺多少天，但是后来，移植后躺着别动一直等到"开奖"的谣言却广为流传，并且很多女性也毫不含糊地接受并实践了。会有什么结果呢？

小瑶，一位 35 岁的不孕患者，因为丈夫有梗阻性无精子症，所以做了第二代试管婴儿。虽然精子是从她丈夫的睾丸穿刺取出的，但是培植的胚囊质量很好，共获得了 1 枚 4AA、2 枚 4BB、2 枚 8II 和 1 枚 4BC。但是移植了 4 次，竟然一次都没有着床。小瑶很难受，很焦虑，因为最后就只剩下一枚很一般的 4BC 了。

其实，移植一两次不成功，很正常，但如果移植三次以上都不成功，就值得好好思考，这是医生的职责，作为患者，常会迫切要求医生给个不成功的理由。试管婴儿属于标准流水线的综合工作流程，完成一次移植需要很多医生、很多部门的合作，比如促排方案的选择、实验室技术、取卵时机、移植时机、移植前后的处理等。而成不成功，影响因素就更多了，比如流程的合理性、卵子和精子质量、胚囊质量、患者的心理状况、生活环境、饮食等。因此，胚胎移植暂时不成功的患者，不要非得去问医生为何不成功，因为得到的绝大多数都是令人更加郁闷的答案，自己也无法解决，本来精神已经高度紧张、焦虑，得到答案后将加重这种紧张和焦虑的情绪。

其实，对于移植的不成功，试管婴儿医生比患者更加着急！如我现在所在的"省二"，医护人员们会定期对病例进行讨论和总结，从主任开始到各临床医生，从实验室胚胎专家到护理线的护士，都要参与到讨论中去，每个部门每个环节的相关人员都要发表看法，最后找到适合的新的移植时机。

小瑶当时因为精神焦虑过度，出现了失眠、心烦、胃口不好、便秘，试管婴儿医生建议她找中医调理，所以她找到了我。我看了小瑶的资料和中医的辨证，发现小瑶属于肝气郁结、心神不宁，于是我给她开了逍遥散加甘麦大枣汤。

在了解小瑶病情的过程中，我知道了小瑶移植前后的状况，发现了一些她的试管婴儿医生忽略了的、看似很小但实则会有严重不良影响的情况。小瑶在每次移植前都失眠，不知道如何放松，而每次移植后，她回到家就躺着不动了，移植第二天，第三天甚至连上洗手间都不敢，吃喝拉撒都在床上解决，第四天开始，大小便下地解决，其他时间又回到床上。四次移植她都是这样做的。

我问她是否是试管婴儿医生交代要这样做的，她说不是，说是网上一些病友告诉她的经验，还说很多人都效仿。

先说一个人人都应该知道的常识，试管婴儿移植时间都选择在黄体期，一般是在排卵后 3 ～ 5 天，移植只是人工地把胚囊放进子宫里，这个过程和自然怀孕中受精卵边进行细胞分裂边移动到子宫里的过程是差不多的，试问，在自然备孕中，有多少人在排卵期同房后一直躺 14 天直到确认是否怀孕？没有人这么做。试管婴儿移植其实和自然怀孕同房后一样，患者不需要一直躺着，谨慎起见，可以在移植当天休息一会，第二天的生活、工作、唱歌、逛街，一切如常就行，这样才能增加成功的机会。像小瑶这样，不但没用，反而可能降低了着床和胚胎发育的概率。

中药治疗两个月后，我让小瑶咨询生殖中心是否可以开始第五次移植。生殖中心的答复是可以。这次，小瑶彻底解放了。移植第二天，她拖着行李箱去了一趟大理，在迷人的洱海边流连了 4 天，接着又去了 3 天张家界，第十天回到广州，拿起验孕棒一试：怀孕了！之前很好的胚胎连续放了 4 次都不着床，这次只有一枚非常一般的 4BC，却"中奖"了，小瑶第 13 天抽血，HCG 623mIU/mg、P 38.3nmol/mL！非常好的数值。39 周后，小瑶足月顺产一健康女娃。

10 月 28 日下午 3 点，芊芊在生殖中心移植了一枚 4AA 囊胚。因为经常与我交流，所以芊芊知道不需要一直躺着不动，当天下午移植 2 个小时后她就赶回了深圳，带着愉快而期盼的心情等着 12 天后的抽血，以确认是否怀孕。

芊芊没有纠结躺不躺的问题，但是新的纠结又来了，没办法，这样的时刻，女性内心是非常敏感的，只要是别人说有用，几乎都想尝试，也不管是否有道理。芊芊晚上给我发了微信，问我移植后在饮食上如何选择，才能有助于着床。她还发了一张不知哪里弄来的试管婴儿周期饮食建议。

我看了一下，是非常好的建议，但是其合理性值得探讨：

1.海鲜类鱼类不能吃。

2.苹果、雪梨、香蕉、西瓜、哈密瓜等不能吃。

3.鸡肉、鸭肉、鹅肉不能吃。

4.酒类、咖啡、浓茶及各种饮料不能喝。

5.各种腌制品不能吃。

6.建议多吃西红柿炒蛋、西柚、百香果。

……

我只能说，提出这些建议的人的出发点是好的，但是现实吗？现代的养生理念是：什么都吃，什么都别多吃。

　　曾宇，26岁，双侧输卵管堵塞，试管婴儿助孕，从进周降调开始一直到移植后历时4个月，她都按照开始时生殖中心给的饮食建议，每天就吃米饭、瘦肉、西红柿炒蛋、西柚、百香果，日日不变，吃到第4个月准备移植时，出现了严重的消化道症状：恶心、呕吐、泛酸水、大便稀烂、胃口差，吃什么吐什么。

　　生殖中心医生取消了第一次移植计划，让她去看内科医生，内科医生做了基本检查后，判断她是慢性胃炎，接着用中药、西药治疗了半个月，症状也没改善。内科医生只好建议她做胃镜检查。

曾宇姑娘害怕了，本来试管婴儿就已经让她心力交瘁，现在又得了胃炎，吃药还没有效果！

某天，她和另外一个安胎的病友来到我的门诊，顺便问我能不能给她开几剂中药。我问了一些情况后，觉得她并非患了胃炎，因为她的胃肠不适症状都是发生在吃饭前，而饭后基本不会有任何不适。后来的一个巧合让我最终发现了她的问题所在。当时一位生完孩子的新妈妈给诊室送了红鸡蛋，按照惯例，我把鸡蛋也分给诊室的候诊患者，曾宇也拿了两个，因为鸡蛋是煮熟的，我顺便也拿了一个敲碎，无意中对着曾宇说："吃吧，熟的。"

就在我把剥好的鸡蛋放进嘴里的那一刻，曾宇突然捂嘴作呕，立刻冲出了诊室。我问和她一起进来的同伴，是不是孕吐，同伴说不是，说曾宇还在等移植呢。

等曾宇进来后，我问她刚才为何会作呕，她说是看到我在吃鸡蛋，忍不住就想吐。

这不是胃肠炎，这是典型的神经反射。

经过一番交流，我知道了曾宇这几个月来的饮食情况：

连续三个多月，她每日两餐都有西红柿炒蛋，真的是吃到吐。我问她干吗不吃别的，她说是医生交代的！

我认为医生不会这样交代一个试管婴儿助孕患者。难以理解！

在进一步了解了曾宇的饮食情况后，我告诉她："曾宇，我觉得你不是胃肠炎，你应该是长期只吃一种食品后引起厌恶但又不得不吃而引起的神经反射。"

曾宇瞪大眼睛，惊讶地说："叶医生，我都已经约好后天做胃镜了，按你这样说，我是神经病啊？"

我对她解释，神经反射不是神经病！

我告诉她："这样吧，我给你个菜谱，你今晚回家后弄来吃，如果还是恶心、呕吐，就按预约去做胃镜，如果不恶心、呕吐了，就别做了。"

是什么菜谱呢？想到曾宇是潮汕姑娘，我写了几个潮汕人常吃的家常菜：煎带鱼、卤水鹅肉、牛肉丸，然后饭后吃点儿葡萄和西瓜！

"叶医生，这些都能吃啊？"曾宇不解地问。

"当然能啊。"之后我加了她的微信，告诉她，如果吃了还呕吐就告诉我。

晚上9点，我下了夜诊，边走边看手机，发现曾宇晚上8点发了一条微信：我不用吃番茄炒蛋了，我可以吃卤水鹅了，我可以吃带鱼了……

当天晚上，她就取消了预约的胃镜检查。

吃什么好？吃什么有助于卵泡发育？吃什么有助于长内膜？吃什么有助于着床？吃什么有助于避免宫外孕？吃什么有助于不流产、不胎停？吃什么有助于生男孩、生女孩……

做了这么多年医生，又搞了十几年医学科普，我基本不会引导大家吃这个、吃那个，为什么呢？只有一个理由：不想坑人。

生育障碍的女性历经了多少坎坷，竟然还把大量的心思放在这些问题上，还深迷其中不能自拔，甚至连有毒的"经验""偏方"都敢去尝试，真让人无语！

一位不孕的女性，身体状况已经很差了，不好好与医生沟通，而是按照"好姐妹"提供的"秘方"胡乱吃，怎能不让人气愤和叹息啊！

因此，我给不少促排的、移植后的患者建议：暂时远离QQ群、微信群、百度！找本唐诗宋词之类的书看看就很好，既怡情又增加文化知识，还不用焦虑，何乐而不为？

我给芊芊的建议是：

1.海产品大胆吃，除非有过敏。海产品对男女生育是很有帮助的，但是近海养殖类的少吃点儿即可。

2.苹果、雪梨、香蕉、西瓜、哈密瓜……通通可以吃，并且要适当多吃。

3.鸡肉、鸭肉、鹅肉想吃就吃，只要适度就好。

4.酒类、咖啡、浓茶及各种饮料不能喝。

5.各种腌制品不能吃。

6.西红柿炒蛋、西柚、百香果想吃就吃，不想吃就别吃。

收到微信后，芊芊发了个大笑脸，说："叶哥，我知道了，知道了。"

春梦频发，都是雌激素和禁欲惹的祸

时间又过了 3 天，到了 10 月 31 日。

芊芊又给我发微信，说这几天睡眠不好，连续做春梦，第二天就肚子隐痛，不舒服，让我给她想想办法。

芊芊有些担忧地说："自从进入试管婴儿流程后至今，已经很长时间了，为了安全，基本没跟丈夫同过房，之前促排期间也常做春梦，有时连续两天晚上做春梦，而且还有高潮，子宫明显收缩，醒来后就感觉肚子里隐隐作痛……移植后这几天，天天做春梦，这种事情又不能控制，不知道总做春梦对着床有什么影响没有。很担心，很害怕！"芊芊还说，她和嘉嘉已经很久没睡一起了。

偶尔做春梦不会影响身体，大多数人偶尔也会做春梦。而在试管婴儿进行过程中，很多患者都会不同程度地做春梦，这与大量的性激素使用有关，另外，在试管婴儿进程中，因为患者长时间地禁欲（加上有的人没事看各种情感剧的视听刺激），发生春梦的机会当然比别人多。在没有开始移植的阶段或者怀孕后阶段，这些春梦不会有任何影响，患者也不需要担心、纠结或焦虑，不然会影响正常的心态，进而带来下一步的麻烦。

但是在移植后阶段，频发的春梦就可能导致着床的失败。首先它会引起子宫收缩，其次会增加身体催产素和前列腺素的分泌，而这两种激素都是抗着床的强大因素。芊芊连续做春梦，我也担心她着床不成功。

很多移植患者感到很不理解：在试管婴儿阶段自己对性的需求并没有多强烈，甚至还有点儿"性冷淡"，为何移植后就变成"色女"了？这是因为试管婴儿期间，女性体内的激素会发生翻天覆地的变化，其中雌激素水平会飙升，不过，不同的女性有个体差异，一般处于高雌激素状态的女性检测到的雌激素水平可能是其他女性的几十倍，她们做春梦的概率会更高。春梦的发生除了雌激素的影响外，还与许多夫妻在试管婴儿过程中禁欲有关。

春梦后为何会出现腹痛？

春梦时人会出现性高潮，人体在性高潮中会释放大量的前列腺素，而前列腺素是一种强宫缩剂，从而使子宫收缩，子宫出现宫缩后，患者会表现为腹痛、腹部又硬又紧。这种宫缩甚至会使一些移植后的女性出现出血，从而降低着床的机会，导致最终移植的失败。

芊芊说，她白天根本连想都不敢想与性有关的事，却还是频做春梦。

我告诉芊芊："不要担心，首先，春梦是由移植后的高雌激素引起的，可以理解为一种正常的反应，虽然频做春梦可能降低着床的机会，但是只是一小部分人而已，不要因此而担心、受怕，越担心可能越容易做春梦，形成恶性循环，导致最终的着宜失败。"

我给芊芊开了 3 剂中药，每天加服 1 次，并且告诉她其他一切如常，不要因为春梦和嘉嘉隔开，应该像既往一样生活，不造作、不刻意。另外，很多充满浓浓声色的影视剧，移植前后的女性别看为好，确实离不开电视的话，可以看看诸如《猫与老鼠》《小熊维尼》等轻松愉快的动画片，全当提早做胎教。听听音乐也是减轻心理负担、减少春梦的好方法，但是尽量别听那些卿卿我我、情欲绵绵的流行歌曲，建议听听轻松愉快的儿童音乐或者抒情民歌等，实在无聊的话，可以去广场和大妈、大叔一起跳跳广场舞。

对于移植前后及孕期出现的春梦，中医认为主要是情志郁结、心神不宁或者脾虚气郁等所致，所以疏肝理气、养心安神、健脾是对付春梦的主要原则和方法。

从移植后第 5 天开始，芊芊就没有再做过春梦了，一切如常，等着"开奖日"的到来。

11 月 2 日，移植后的第 6 天，芊芊晚上给我发微信说：今天偷偷用了验孕棒，白板！心里难受，因为群里姐妹说，移植囊胚的第 5 天就可以测到有没有中了。

我告诉她别着急，过 3 天再测测，或许就有了呢。移植囊胚 5 天用验孕棒测到的只是极少数的人。

11 月 4 日，移植后第 8 天，芊芊再次发微信给我：叶哥，伤心啊，又没中，刚又是大白板！

第 8 天如果着床发育的话，验孕棒应该会有淡淡的痕迹了，难道就这样打水漂了？我也不知如何安慰芊芊，只能简单回复她：再等等吧。

11 月 9 日，芊芊移植后第 13 天，这天是"开奖日"，芊芊特意穿上了两年前的那套粉红色连衣裙，我不知芊芊为何对这款连衣裙情有独钟。

大约下午两点半，我下了手术台，在更衣室换衣服，芊芊又给我发了一条信息，我打开一看：叶哥，没戏了，中心医生说生化了，伤心啊！

我看了一下她发给我的检查结果：HCG 33.76mIU/mL，P 7.37nmol/mL，E_2 110.94pmol/L。难怪中心医生说生化了，这么低的数值，基本可以宣布本次移植失败了。

因为要赶着出专家门诊，我来不及安慰芊芊。出门诊迟到了被投诉就惨了。这年头，咱什么都不怕，就怕无理投诉，让人烦恼啊！好在有各位患者的信任和理解，即使我有时因为某个原因迟到，大家都很友好。

下午四点半左右，出诊的黄金时间段，芊芊突然出现在我面前，原来她不死心，非要找我再看看，是否能保保胎。

囊胚移植后 13 天，HCG 33mIU/mL，有可能变好吗？中心医生都交代停药，等待月经来潮。我还是告诉芊芊，让她别保胎了，第一次移植失败其实很常见，还有几个可移植的胚囊，机会大着呢。

芊芊还不死心："叶哥，你说，我的宝宝现在是不是还在肚子里？"

这叫我如何回答？我只能说："在啊，没有出血来月经，就还在啊。"

"既然在，你就给我保保吧。"芊芊苦苦哀求。

看到芊芊这么果断，我不忍心继续打击她，说："那好吧，中药我开给你，生殖中心那边的药物你别停，继续吃，另外把 HCG 针打上。但是这 HCG 针我可不能开给你，你要回去和你的试管婴儿医生商量，征得他的同意才能用。"我一直很尊重生殖科的同行们，我自己的一些观点，我都会让患者去和试管婴儿医生沟通，并且最终以他们的意见为准。

芊芊不知通过什么途径，第二天就打上了 HCG 针，按照我的建议，每次打 2000 单位，隔天打一次，连续打 3 次后抽血复查。

11 月 16 日下午，芊芊来复诊，拿着抽血复查报告：HCG 550 mIU/mL。

结果貌似不错，但是芊芊并不开心，她说试管婴儿医生说 HCG 针影响到抽血值，移植后已经 20 天了，才 550mIU/mL，也不好。

但是，我觉得这次有戏！因为以前有十来个这样的案例，患者最终都妊娠成功了。我告诉芊芊不要放弃，继续努力保胎，已经看到曙光了。

后来证明，还真的是"柳暗花明又一村"！

把血栓消灭在摇篮里，迎接最后成功

就这样，芊芊在保留希望的日子里又挨过了一周。

11 月 23 日，移植后的第 27 天，HCG 血值 5890mIU/mL！这回就不可能是 HCG 针影响的结果了。试管婴儿医生也开始加重了安胎措施，给芊芊打上了球蛋白，既然有机会了，能用的就用上了，我这边的中药也让芊芊继续吃着。

11 月 28 日，芊芊移植后满月，HCG 值涨到 63200mIU/mL，B 超提示宫内妊娠，活胎！

芊芊后来告诉我，看到这个 B 超结果，她当场抱着医生放声大哭，搞得那教授很不好意思。只要能达到治疗目的，作为医生都会非常开心的，特别是生殖科的医生。

两天后芊芊来我这里继续开中药，我告诉她 HCG 针要打到孕 8 周再停。

芊芊无意中又和我透露了一个不舒服的症状：右侧下肢有点儿酸胀！这个可是非常敏感的不舒服症状！妊娠期下肢胀痛，一定要警惕静脉血栓。

进行试管婴儿助孕的患者，因为使用大量的激素及孕后缺乏走动等，属于静脉血栓的高危人群，所以需要警惕下肢静脉血栓的形成，一旦下肢静脉血栓形成，那将是一件非常凶险的事情，患者甚至会有生命危险。

我问芊芊有没有告诉试管婴儿医生这一不适，芊芊说是前一天下午才出现的，还未告诉试管婴儿医生。

　　有些孕妇因为走动少，一旦出现下肢不舒服，往往会进行按摩，这是非常危险的做法。如果真的已经有血栓形成的话，一按摩可能就导致栓子脱落，栓子随血液在体内游走，会导致生命危险！所以，出现下肢酸胀的孕妇，应该警惕，如果已经有酸痛、胀痛感了，估计已经有血栓形成了，需要积极地紧急处理，避免发生严重后果。

　　那么如何判断一个孕妇是否有血栓呢？通过抽血查验一些指标可以判断，能够做到尽早预防。

　　我赶紧让芊芊抽血做了血常规、凝血常规、血小板凝集、D- 二聚体检查，结果显示 D- 二聚体比正常情况高了不少，其他指标倒是还好。

　　D- 二聚体是判断血液黏稠度最重要的指标，数值越高，说明血液黏稠度越高，血栓形成的机会越大。我赶紧让芊芊联系中心医生，并让嘉嘉去买医用弹力袜备用。

　　第二天，中心医生给芊芊打上了抗凝剂低分子肝素，并加服阿司匹林肠溶片。做了双下肢彩色 B 超。幸运的是，暂时没有发现芊芊有血栓形成！既然没有血栓形成，那么芊芊就需要积极活动，千万不能因为下肢酸痛而躺在床上休息，应该多走动，促进血液循环，以改善血液黏稠度，降低血栓的形成概率。

对于那些一旦怀孕就喜欢卧床的孕妇们，我建议，只要医生没有特别交代，最好站起来，走出去，这才是真正的安胎。如果有特殊情况，比如宫内孕囊剥离、胎盘剥离、低位或者其他因素不能走动，那就别起来走动了。

因此，怀孕后究竟能不能走动，答案是肯定的，但是需要有度，走动指的是散散步，而不是去奔波，瞎折腾。

我给芊芊开的中药，在原来的基础上加了三七、丹参、鸡血藤、川芎。芊芊拿到处方后，问："叶哥，这些活血的中药可以用吗？"

阿司匹林都用了，肝素也用了，三七、丹参为何不能用呢？血液黏稠度高就属于中医的血瘀证范围，适当用活血药恰恰可起到安胎的作用。

10天后，芊芊复查D-二聚体，已经在正常范围了，下肢酸痛也消失了，B超提示是宫内活胎。芊芊终于松了一口气。

接下来的日子也算顺利，最终，在2015年7月10日，芊芊孕39周足月剖腹分娩一健康男婴，取名"乐乐"，一家人开心得不得了。

我和芊芊"交往"4年的故事到此结束。4年时间，说长不长，说短也不短，诸多交流，诸多话语，化成了最终的如愿。作为芊芊曾经的主治医生，我为她最终的如愿以偿感到开心，对于她来说，成功了，过往的一切苦难都如云烟消散；而对于我来说，我每天醒来，都是新的开始，因为新的"芊芊"就在面前。

（全书完）

FONGHONG
凤凰联动出品